忙しいビジネスパーソンのための
自律神経整え方BOOK

for Busy Business People
How to Regulate
the Autonomic Nerves

原田賢 Ken Harada
元気になる整体院　代表

Discover

働くあなたの
「なんとなくの不調」、
もしかしたら
自律神経失調症
かもしれません!!

自律神経の整え方は、
元気に明るく働き続けるための必須スキルです！

この本では毎日を頑張る、忙しいビジネスパーソンの不調をエクササイズや生活習慣の見直しで改善することを目的としています。

「なんだか眠れない……」
「なんとなく胃の調子が悪い……」
「なぜか胸が苦しい……」

こんな生活とはお別れして、

明日からまた、元気に働けるようになりましょう！

はじめに

自律神経の整え方は、元気に明るく働き続けるための必須スキルです！

・頑張って働きたい。けれど悩みが多くて、思うように体が動かない……

・毎日不調続きで、同僚の足を引っ張ってしまう……

・病院に行っても、医者からは何も悪いところがないと言われ、結局無駄足に……

みなさんにはそんな経験がありませんか？
病気でもないのに、原因不明の不調が長引いている——そんなあなたは、もしかすると「自律神経失調症」かもしれません。

自律神経失調症とは、簡単にいうと、体の自動調節機能がおかしくなってしまう状態のこと。そして今現在、そんな自律神経の乱れで悩んでいる方が、大変増えている状況です。

自律神経失調症は、長引くとうつ病をはじめとする様々な疾患を引き起こすおそれがある、大変危険な状態なのです。

私自身も会社員時代、自律神経の乱れからうつ病を患い、それを克服した経験があります。その経験から、人が不安を感じずに生きるために何ができるかを考え、自律神経専門の整体院「元気になる整体院」を開院しました。

幸い多くの方々にご好評をいただき、今では年間２０００人に施術をおこない、予約がとりづらくなるほどのご支持をいただいております。

本書では、なんとなく体調が悪く、自律神経失調症ではないかと疑っているがどうしていいかわからない――そんなビジネスパーソンのみなさんに、自律神経の整え方をご紹介していきます。

自律神経の整え方は、
元気に明るく働き続けるための
必須スキルです！

普段行っている習慣が自律神経にとって良くないものになっていると、自律神経の乱れにつながります。では、自律神経にとって良い習慣、良くない習慣とはどんなものか？　どうすれば改善できるのか？　その知識がまだ世に知られていないため、どうしていいかわからずにお悩みの方が多くいらっしゃいます。

本書では自律神経失調症を改善させるという観点から、直すべき生活習慣を、**姿勢の習慣、運動の習慣、食事の習慣、睡眠の習慣、考え方の習慣**の５つのカテゴリーに分け、それぞれで役立つストレッチや生活改善のメソッドを網羅的に紹介しています。

自律神経の乱れを治すのに、「これだけやれば良い」という万能のメソッドはありません。これらの生活習慣を見直すことで、徐々に良くなっていくものです。コツコツと自分の力で克服していく意志が何よりも重要です。

本書で紹介するのは、私が今まで積み上げてきた実績に基づく方法です。
もちろん全部やることができれば、それに越したことはありませんが、忙しいビジネスパーソンには難しいかもしれません。まずは本書をデスクの隣や、ベッドの脇に置き、いくつか、自分の症状に当てはまる部分だけでも実践してみてください。

自律神経の整え方は、
今や、元気に明るく働き続けるための必須スキルです！

願わくば本書が、日々頑張るビジネスパーソンがもっと元気に活躍できるための一助となれば幸いです。

忙しい
ビジネスパーソンの
ための

自律神経
整え方
BOOK

もくじ

PART1
自律神経失調について知ろう

Check List

PART 2 自律神経を整える5つの習慣

3 自律神経を整える食事の習慣

4 自律神経を整える睡眠の習慣

5 自律神経を整える考え方の習慣

6 自律神経が整う習慣を取り入れた1日のスケジュールプラン

PART 1
自律神経失調について知ろう

自律神経の乱れをしめす13のサイン

あなたの生活習慣にあてはまるものはありますか？
まずは自分の症状をチェックしてみてください！

自律神経の乱れをしめす13のサイン

①

なんだか眠れない

Check List

- □ 寝床に入り入眠しようとしても
  なかなか眠れない
- □ 夜中や早朝に突然目が覚めてしまう
- □ 朝起きた時に疲れがとれていない

日々生活をしている中で、こういった症状はありませんか？

夜に十分な睡眠がとれないことから、日中に眠気がおそってきて大変辛い思いをしている方もいるのではないでしょうか？

通常、これらは不眠症の症状だと考えて、睡眠薬などに頼ってしまいがちですが、長引く場合は自律神経の不調を疑ったほうが良いかもしれません。

不眠症の症状にはチェックリストで挙げた3つのパターンがあり、それぞれ専門用語で**「入眠困難」「中途覚醒」「早朝覚醒」**と呼ばれています。なんだか難しく聞こえるかもしれませんが、簡単にいえば「眠りの質が悪く、浅い」状態だということです。

この状態も数日くらいで済めばよいのですが、症状が重くなると、いつまでたっても眠れないという状態になります。

自律神経が乱れると、本来眠っているはずの交感神経が働き、緊張状態が続いてしまいます。

たとえば昼間に仕事などで緊張している状況で、眠気を感じることなんてありませんよね？　それは交感神経が働いているからです。一方、眠っている間は副交感神経が働き、リラックスしている状態になります。このバランスが乱れると、眠りの最中も緊張状態がとけず、上手にリラックスできなくなってしまうのです。

眠る前にカフェインやアルコールを摂取することや考えごとをすること、スマホを見ることなどは交感神経を高める原因となり、睡眠の質を低下させます。また身体という視点で考えると、内臓の働きが弱っていると睡眠の質が悪くなります。内臓が正常に働いていれば、副交感神経が働き、リラックスした状態になるのです。

図
1-1

自律神経が乱れると、交感神経が高まり、睡眠の質を下げる

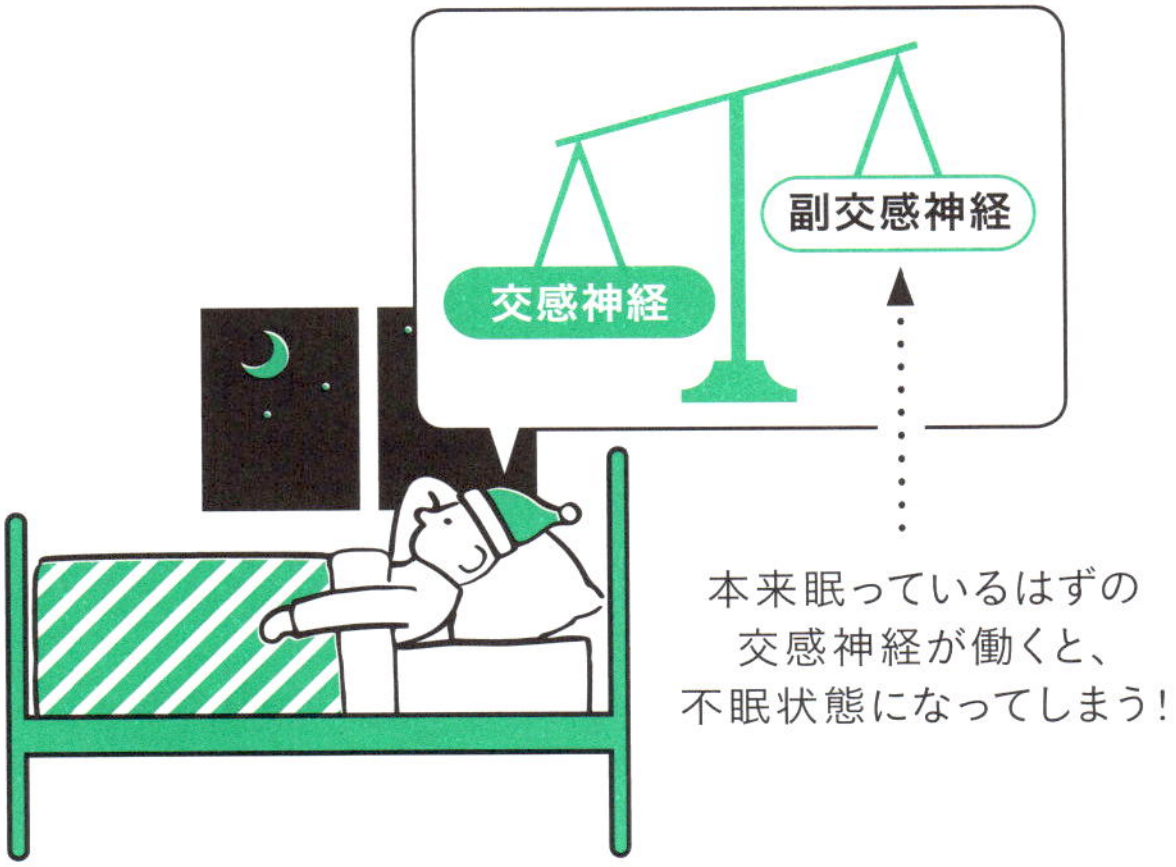

不眠を引き起こすのは……

カフェイン
アルコール
スマートフォンの
ブルーライト

内臓の働きを整えるとともに、不眠を引き起こす行動はやめよう

自律神経の乱れをしめす13のサイン

②
めまいや耳鳴りがする

Check List

- □ 歩いていても、座っていても、どこかふわふわした感覚がある
- □ 突然グルグルと目が回るような感覚がする
- □ 急に立ち上がるとクラっとしたり、目の前が真っ暗になったりする

これらは、**浮動性めまい、回転性めまい、起立性低血圧**と呼ばれる、めまいの症状です。また、キーンと金属音のような高い音が聞こえたり、ボォーと飛行機のエンジンのような音がしたりするのは、耳鳴りの典型的な症状です。トンネルに入った時のような耳が詰まる感じがずっと続くこともあるでしょう。これらの不調も、自律神経の状態が密接に関係しています。

自律神経が乱れて交感神経優位の状態が続くと、つねに緊張していることになります。すると、首や肩、背中の筋肉、さらには頭蓋骨を包み込む筋肉も硬くなり、脳脊髄液の流れが悪くなります。こうして**行き場をなくした脳脊髄液は、頭から内耳（耳のもっとも内側にあたる部分）に流れ込んでしまうため、めまいや耳鳴りのような症状を引き起こすのです。**

これらの症状は早く対処しないと、自律神経の乱れをより悪化させかねません。

脳脊髄液とは、脳室などを満たしている液体のことで、脳の水分量を調整したり、脳そのものの形を整えたりする役割があります。そのほかにも脳を衝撃から守るクッションの役目を果たしたり、神経に酸素や栄養素を運び老廃物を除去したりするなど、大変重要な機能を担っています。

この脳脊髄液の流れが悪くなると、脳の機能が低下し、ホルモンを調整する下垂体に大きな影響を与えます。ホルモンのバランスは自律神経に密接に関わっているので、**脳脊髄液の状態が悪くなると自律神経もまた乱れる、という悪循環が生まれてしまうのです。**

めまいや耳鳴りは、自律神経が整ってくれば、改善します。

そのための第一歩は、副交感神経優位の状態をつくり、リラックスをして、筋肉の緊張をつくらないことにあります。

図
1-2

自律神経が乱れると、筋肉が硬くなり、脳脊髄液の流れを悪くする

耳の閉塞感

トンネルに入った時のような耳の「詰まり」を感じる

浮動性めまい

立っていても、座っていても、どこかふわふわとした感覚がある

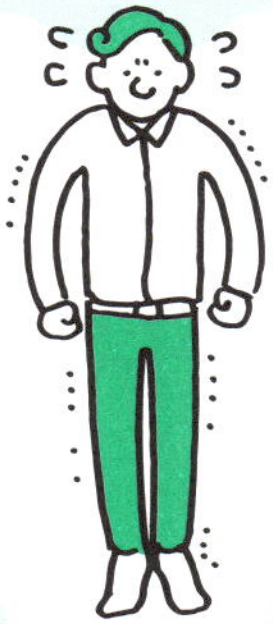

耳鳴り

キーンと金属音のような音が聞こえる感じがする

回転性めまい

突然グルグルと目が回るような感覚がする

起立性低血圧

急に立ち上がるとクラッとしたり、目の前が真っ暗になったりする

めまいや耳鳴りを改善するためにリラックスして緊張をゆるめよう

自律神経の乱れをしめす13のサイン

③

胸が苦しい、ザワザワする感じがある

Check List

- □ 時々胸が苦しくなる
- □ 胸がザワザワする感じがする
- □ 突然、動悸や息切れ、強い不安を感じることがある

何かに焦りやストレスを感じていたり疲れていたりする時に、胸の苦しみやザワザワする感覚をおぼえることはありませんか？　そうした感覚が離れないのは、自律神経失調のサインです。

この症状が続いたまま放っておくと、ひどくなるとパニック障害になることもありますから、十分注意をしなくてはなりません。パニック障害とは、思いがけないタイミングで突然、動悸や息切れ、強い不安を感じてしまう症状のことです。

実は、胸の苦しみや、ザワザワとした感覚の根本的な原因は、胃の働きがおかしくなっていることにあります。

胸の苦しみというと、心臓や肺など、胸に近い部分の不調からくるもののように感じられ、意外かもしれません。ご説明していきましょう。

基本的に内臓の働きは、緊張して交感神経が活発になると悪くなる傾向があります。なかでも胃の働きが弱っている時は、胃が収縮し、上部に上がるという現象が起こります。すると、その上がった胃が横隔膜の上がり下がりを邪魔して、肺の動きを邪魔してしまうのです。その結果、呼吸が浅く小さくなり、あのザワザワした感じが起こるのです。

また、背中や肩の筋肉が緊張し硬くなる時にも、肺の収縮がしづらくなり、動きが悪くなります。

緊張した筋肉をリセットするためには、まずは正しい方法で深く大きい呼吸をし、副交感神経の働きを高めるようにしましょう。好循環をつくりだせるようになれば、自然と症状は治っていくことでしょう。

そのほかの筋肉のリセット方法については、１００ページ、１１０ページで詳しくご紹介します。

図
1-3

交感神経が高まると、胃の働きが弱り、呼吸の邪魔をする

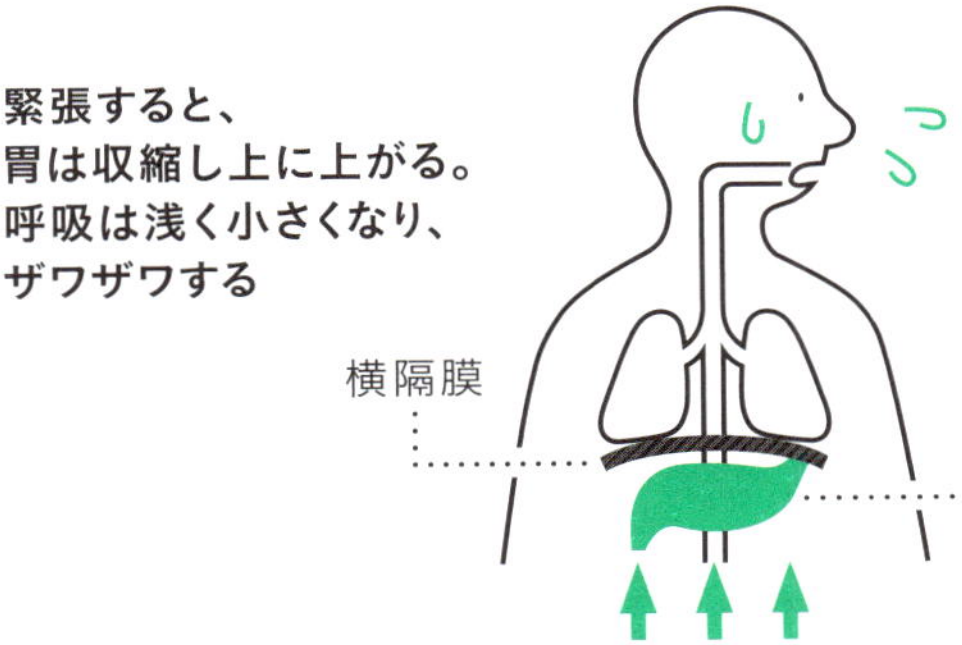
緊張すると、
胃は収縮し上に上がる。
呼吸は浅く小さくなり、
ザワザワする
横隔膜
胃

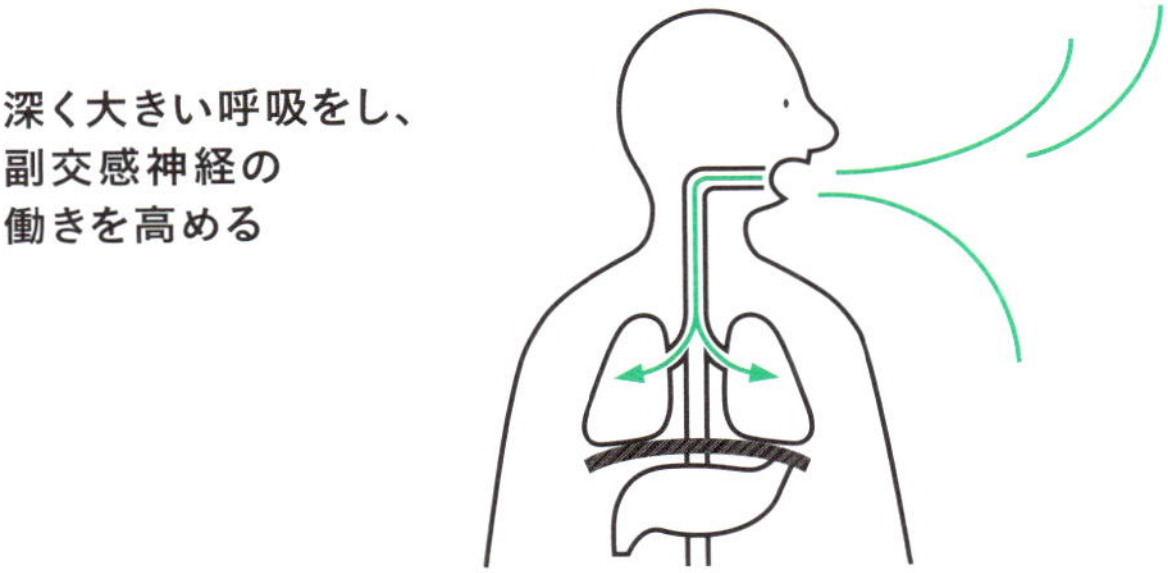
深く大きい呼吸をし、
副交感神経の
働きを高める

深く大きい呼吸をして、筋肉の緊張をリセットさせよう

自律神経の乱れをしめす13のサイン

④

電車に乗ると動悸がする

Check List

- □ 電車に乗ると動悸がする、または嫌な感じがする
- □ 電車に乗る前から不安になってしまう
- □ 特急は「嫌な感じ」がして、各駅停車しか乗れない

特定の行動をした時になんらかの不調が出るというのは、パニック障害が疑われる、あまり良くない兆候です。

こういった症状が一番出やすいシチュエーションは、満員電車に乗っている時です。さらにいえば、どこかの目的地に向かう移動の道中に症状をうったえる方が多いということです。

これはパニック障害の典型的な症状です。**何かを目指している時に浮かぶ不安や緊張が、症状を引き起こしているのです。**

なのでパニック障害は、不安や緊張がなくなった帰りの電車では、たとえ満員電車でも、症状が出ません。他にも飛行機の機内や渋滞中、トンネル内。あるいは美容院や歯医者、狭い所など、自由に行動ができない環境や、長時間拘束されて焦りや不安を感じる状況で起こることがほとんどです。

これらの症状もまた、交感神経が活発に働くことで起こります。

交感神経の働きが強くなると、呼吸が浅く小さくなりますので、体が緊張状態と認識して悪循環に陥ります。

この症状を起きなくするには、いかに心身をリラックスさせるかが非常に重要になってきます。

目的地への道中は、不安や緊張に捉われやすいものです。そこで頭を切り替えて、目的地で行われる楽しいことを思い浮かべるなど、**脳と体をリラックスさせることを心がけましょう**。

後述しますが、これらは考え方を変える、小さなエクササイズで大きく改善することができます。（166ページ参照）

図
1-4

電車の中で、心配事ばかり
考えてませんか？

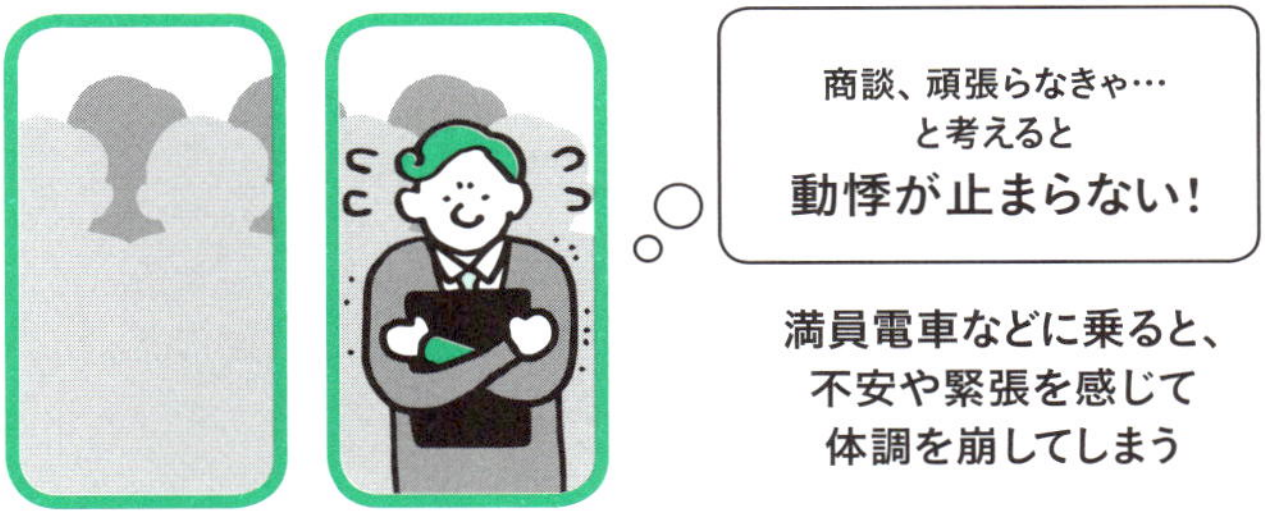
商談、頑張らなきゃ…
と考えると
動悸が止まらない！
満員電車などに乗ると、
不安や緊張を感じて
体調を崩してしまう

典型的な
パニック障害の特徴！

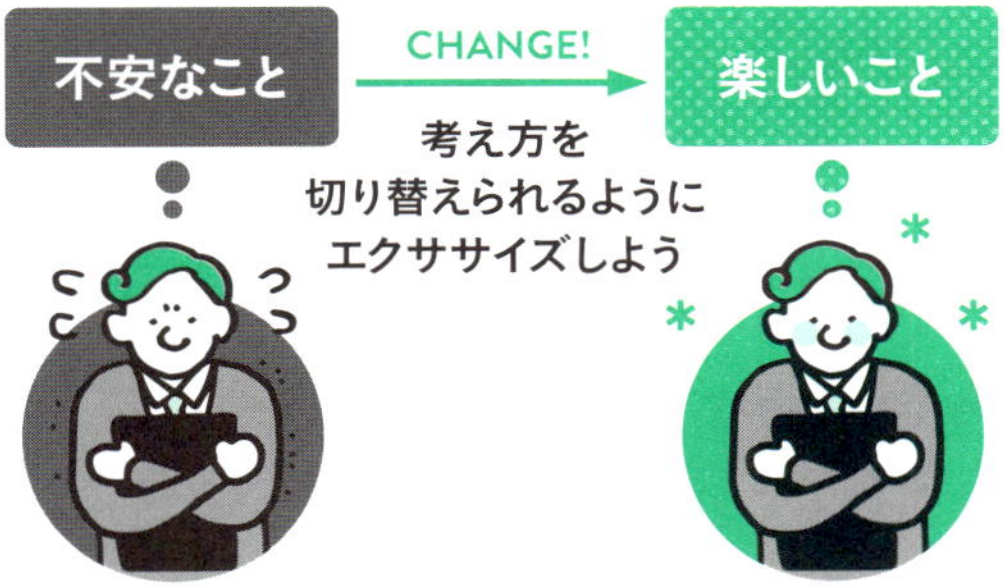
不安なこと
CHANGE!
楽しいこと
考え方を
切り替えられるように
エクササイズしよう

楽しいことを思い浮かべて、
脳と体をリラックスさせよう

自律神経の乱れをしめす13のサイン

⑤

いつも手足が冷えている

Check List

- □ 夏の暑い時でも手足が冷えている
- □ 冷房などにとても弱い
- □ 暖房で暖めても手足が温まらない

冬の寒い時に手足が冷えるのは、冷たく低い外気温にさらされているから当然ですが、気温が高い時でも手足が冷えているとすれば、それは、**自律神経の乱れにより、体温を上手に調節することができなくなっている状態**と考えたほうが良いでしょう。

人間の体は本来、寒くても体温が一定になるよう、体温を上げる働きがあります。血液が手足の末端まで行き渡り、筋肉に酸素や栄養素を送ると、ミトコンドリアという器官が、熱となるエネルギーを生産してくれます。これにより体温が上がるのです。

しかし、自律神経が乱れると、この働きがうまくできなくなります。

また、東洋医学の考え方では、肺と腎臓が弱っている時に冷えが発生すると考えられています。

つまり、血液の温度は肺で外気と熱交換を行った空気によって一定にされ、さらにその血液が腎臓できれいに濾過《ろか》されて、体全体へ送り届けられるということです。

肺や腎臓が弱っていることにより空気の熱交換がうまくできない、腎臓が弱っていることにより血液がきれいに濾過されない、となると、適正できれいな血液が全身に送られず、体温調節がうまくできなくなってしまうのです。

これらを治すには、腎臓の働きを強くすることが必要です。

腎臓に負担をかけるのは塩分とタンパク質ですから、塩分を摂り過ぎない、塩分を排出するためのカリウムを摂る、運動もしないのにプロテインなどの高タンパク質食材は摂らない、水分を1日1・5～2リットル摂る、といったことを心がけましょう。

図
1-5

体の一部が冷えるのは、
自律神経不調のサイン！

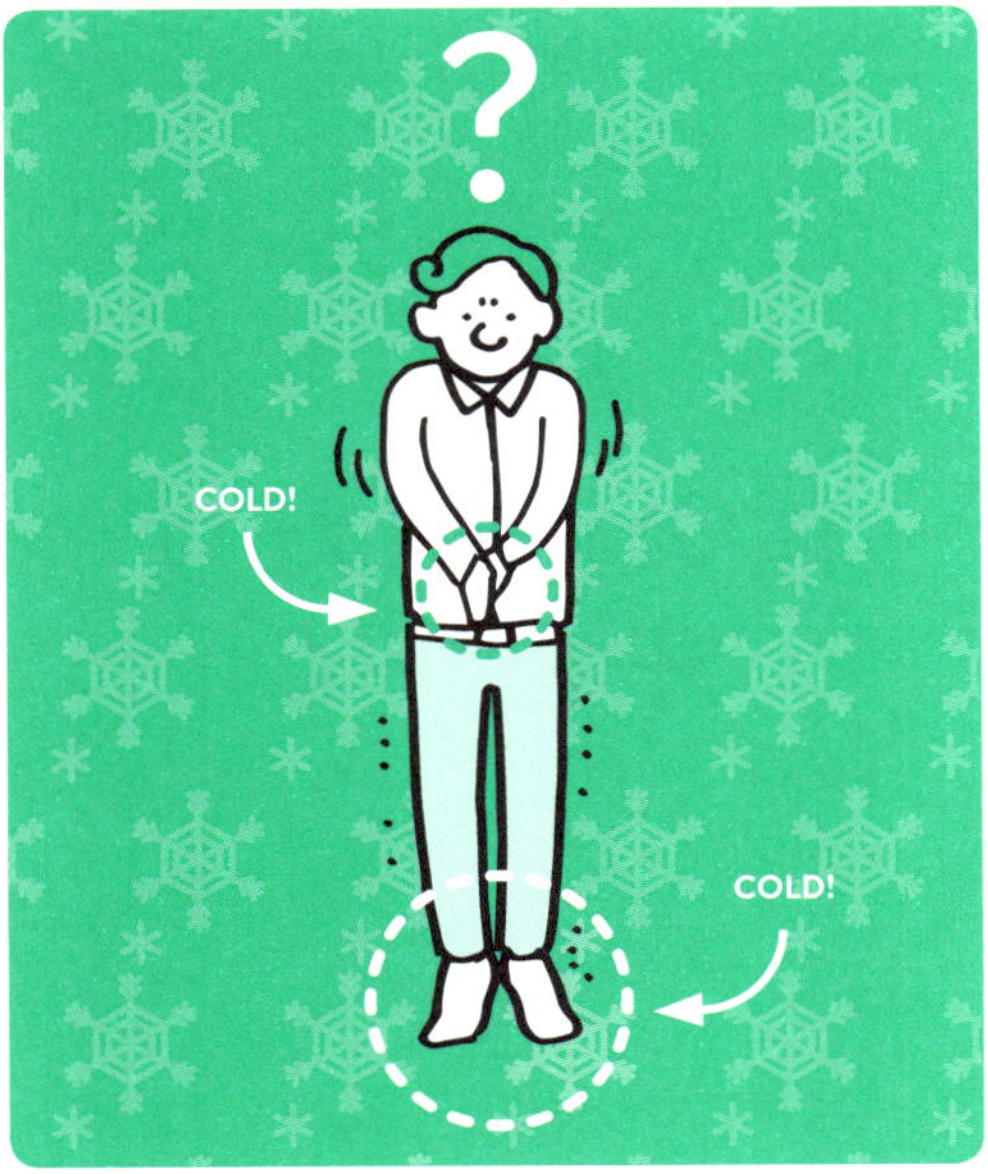

気温が高い時でも手足が冷たいのは…
血液のめぐりが悪いから

体温調節の機能を高めるために、
腎臓に負担をかけないようにしよう

自律神経の乱れをしめす13のサイン

⑥

体の一部だけ汗をかく

Check List

- □ 胸から上の上半身だけ、または顔だけ火照ることがある
- □ 手のひらだけ、または足の裏だけ汗をかく
- □ 頭だけ汗をかく

日常生活をしている中で、上半身だけ、もしくは体の一部だけ汗をかいている——そんなことはありませんか？

上半身だけが火照っているとしたら、それは交感神経の働きが強くなり、血管が収縮し、血圧が上がり、上半身だけに血液が集中しているという状態です。

このような状態の時には、同時に手足の冷えも発生していることが多いです。また、更年期障害のホットフラッシュと呼ばれる症状も、上半身だけ暑く感じ、火照り状態の一種となります。

緊張状態で手や足に汗をかくのは、もともと、猿が木の枝から枝へと渡っていく時に間違って手を滑らせないように、緊張して手に汗をかくことで滑りどめの状態をつくっていたという時代の名残だといわれています。

手足にたくさんかいた汗が、時間が経って冷たくなっていると感じる方もいらっしゃるでしょう。これは、汗が気化して、熱が奪われてしまっている状態です。

このように、部分的に汗をかく症状がある時は、たいていの場合、交感神経の働きが強くなっていると考えて良いでしょう。

また前項でも述べたとおり、腎臓で造血や濾過された血液が肺の中を流れる過程で外気と温度交換を行うことにより、体温は一定に保たれています。よって、部分的に汗をかくということは、腎臓や肺が弱っていることの現れかもしれませんから気をつけましょう。

図
1-6

体の一部だけ汗をかく理由とは?

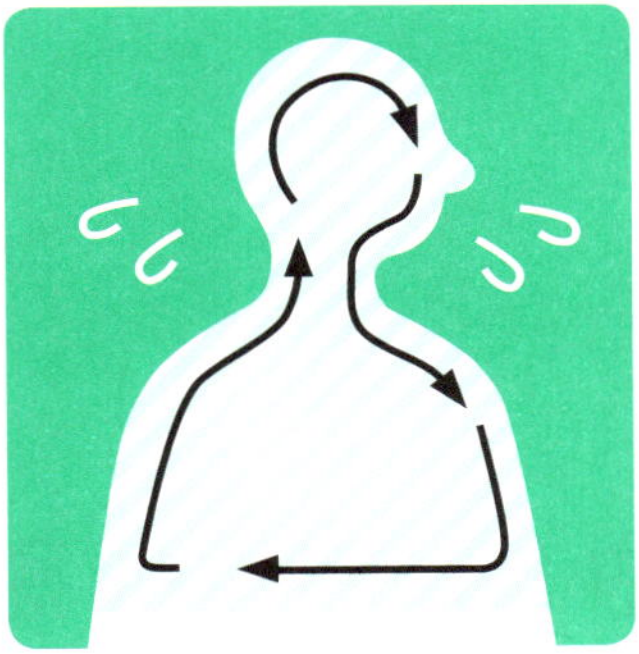

上半身だけに汗をかくのは、
血管が収縮し、血圧が上がり、
上半身だけに血液が集中するから

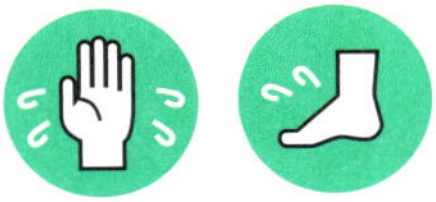

手のひら　足元

部分的な発汗は、
交感神経の働きが
活発になっているとき

自律神経を整えること
が大切!

内臓の働きを
改善させてみよう

自律神経の乱れをしめす13のサイン

⑦
胸やけや満腹感が続く

Check List

- □ お腹が空かず、食事をしなくても良い感じがする
- □ 食べ始めたらすぐにお腹がいっぱいになる
- □ 胃がムカムカする、胃痛を感じる

これらの症状は、**自律神経が乱れて、交感神経が活発に働くことによって胃の働きが弱っている時に起こります。**

胃の働きはとても重要です。胃が弱っていれば、食事をしてもうまく消化できません。消化がうまくできないと、食べ物が胃の中に残っている時間が長くなります。胃の中に食べ物が残っている状態が長く続くと当然、胃の満腹感が続きますから、結果的に食欲がわかなくなる……というわけです。

反対に、もっと消化を良くしようと胃酸をたくさん出しすぎてしまうこともあります。これは胃のむかつきや胸やけ、胃痛の原因になります。

さらに胃酸が食道に逆流した場合には、逆流性食道炎と呼ばれる症状となり、胸がやけるような強い痛みがあります。

胃酸は食道や胃壁を傷つけることがあり、胃潰瘍などをつくりだす原因にもなりますので、気をつけなければなりません。

胃の働きを改善するには、胃にダメージを与えないような食べ物を摂る、リラックスして副交感神経の働きを良くする、といったことが効果的です。**胃の調子を改善し、食というエネルギー供給における大事な活動を整えることを心がけましょう。**

胃にダメージを与える食べ物としては、ケーキや揚げ物など砂糖や油が多く使われているもの、唐辛子やわさびなどの香辛料、漬け物など塩分が強いもの、柑橘類や酢の物など酸味が強いもの、氷を入れた飲み物やアイスクリームなどの冷たいもの、アルコールやカフェインなど刺激の強い嗜好品といったものが挙げられます。

胸やけや胃がもたれている時は、こうした食べ物は消化しにくいので避け、胃に負担のかからないものを、よくかんで食べるようにしましょう。

図
1-7

胃酸は出すぎても、少なすぎてもNG!

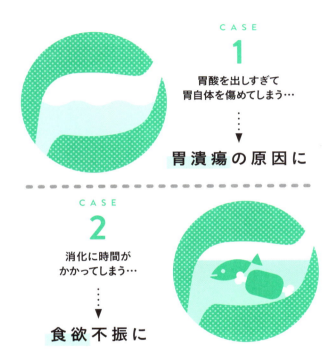

CASE
1

胃酸を出しすぎて
胃自体を傷めてしまう…

▼

胃潰瘍の原因に

CASE
2

消化に時間が
かかってしまう…

▼

食欲不振に

副交感神経優位の状態をつくり、
胃の働きを改善しよう

自律神経の乱れをしめす13のサイン

⑧

下痢や便秘を頻繁に繰り返す

Check List

- □ 下痢や便秘状態であることが多い
- □ 下痢と便秘を繰り返してしまう
- □ 病院で過敏性腸症候群と言われたが、なかなか治らない

自律神経は腸にも影響します。症状が重くなると、過敏性腸症候群といって、不安や緊張を感じた時などにお腹が痛くなり、下してしまうという方もいらっしゃいます。

交感神経の働きが強く、副交感神経の働きが弱くなっている時に内臓の働きは弱りますが、その中でも大腸が弱っている時に起こるのがこの症状です。

大腸の働きが弱くなる原因として、カフェインや甘いものをたくさん摂っていることが考えられます。カフェインは交感神経の働きを強くする作用が、砂糖などの甘いものは大腸の善玉菌を減らしてしまう作用が、それぞれあります。自分が何気なく食べているもののせいで下痢や便秘の原因がつくりだされているとしたら、こんなに損なことはありませんよね？

まずは、大腸にとって良い食べ物を摂ることが必要です。

おすすめなのは、オリゴ糖を含む食べ物です。オリゴ糖は、大腸に住む腸内細菌の餌になるからです。オリゴ糖を多く含む食品には、バナナやごぼう、いんげん、たまねぎ、きな粉などがあります。

また、**ストレスによる緊張などは、過敏性腸症候群の発症や、交感神経の働きの強化につながります。**これは便秘の症状にも影響しています。ストレスを軽減するには、自分のストレスの所在を探り、考え方を変えるためのエクササイズを学びましょう。（166ページ参照）

図
1-8

腸の働き、見直しませんか？

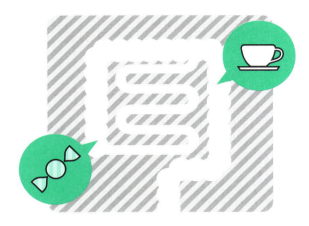

甘いものやカフェインは
腸の働きをより弱めてしまう

▼

症状が重くなると、
不安や緊張がトリガーとなって
すぐにお腹を下す
過敏性腸症候群に…

大腸の働きを高めるために、
オリゴ糖を含む食品を摂ろう

自律神経の乱れをしめす13のサイン

⑨ 肩こりや腰痛がなかなか治らない

Check List

- □ 肩こりや腰痛が慢性的にあり、なかなか治らない
- □ ぎっくり腰を繰り返す

肩こりや腰痛が——寝たら翌日には良くなっている程度ならそこまで問題はありませんが——慢性的に続いている場合には、実は自律神経が関係しているということも珍しくありません。

自律神経の乱れにより交感神経の働きが強くなれば、筋肉は緊張状態となります。そして**交感神経が働き続ければ、あわせて筋肉も緊張し続けます**。中でも腰椎《ようつい》を支えている筋肉が緊張し続けると、腰椎が歪んでしまい、歪んだ腰椎が神経を圧迫するということにもなりかねません。現代人は緊張する場面にさらされがちですので、これが腰の痛みの原因となることが非常に多いのです。

また、交感神経の働きが強くなり、内臓の働きが弱ると、内臓を包み込む筋肉が張ってお腹や腰を圧迫してしまうという現象も起きます。

肩こりの多くは、頸椎《けいつい》周辺の筋肉が硬くなり、頸椎が歪むことによって起きます。こうした筋肉の緊張がまねく肩や腰の痛みは、マッサージなどで一時的に筋肉をほぐしても、それだけでは根本的な解決にはつながりません。交感神経の働きを弱めることによって、慢性的な筋肉の緊張状態を軽減する必要があるのです。

このように、自律神経の乱れは、放っておくと全身の不調に影響します。肩こりや腰痛が続くようであれば、早めに自律神経不調を疑いましょう。

図
1-9

筋肉の緊張が神経を圧迫する！

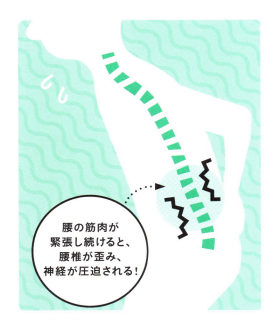

自律神経の不調からくる筋肉の緊張は、なかなか治らない肩こり・腰痛につながっている

筋肉をほぐすストレッチで体の緊張をリセットしよう

自律神経の乱れをしめす13のサイン

⑩ 気候の変化に弱い

Check List

- □ 雨が降る、台風が来るという状況の時に、体調が悪くなる
- □ 季節の変わり目に体調が悪くなる
- □ 寒くなると体調が良くない

雨や台風が来る時は、気圧が下がります。

この気圧との関係性が、自律神経の乱れと大きく関係しています。私のもとにいらっしゃる患者さんでも、自律神経に端を発する内臓不調を抱えている方には、気圧の変化に弱いようです。

では、なぜ内臓や、それにともなう自律神経の不調が気圧の変化と関係しているのでしょうか。ご説明しましょう。

内臓は袋状で、平滑筋という筋肉が覆っています。この筋肉が動くことによって、臓器の収縮拡張は行われています。

筋肉には、弱ると硬くなる、張る、脈を打つという特徴があります。そのなかでも、**筋肉が張っている状態の時に気圧が下がると、さらに各臓器が膨らんで働きが悪くなる**のです。

内臓の働きが弱っている時は、交感神経の働きが強くなっている時です。また、天気が悪いと頭痛が発生するという方は、多くの場合、脳脊髄液が関係していることがわかっています。

どういうことかというと、気圧が下がることにより、脳内を流れている脳脊髄液という液体が脳内で圧力を増し、神経を圧迫して痛みが起こる、しめつけられるなどの症状を発生するのです。

脳脊髄液の流れが悪くなると自律神経の働きが乱れるのは、23ページでもご紹介したとおりです。通常、健康な方は気圧の変化に対応することができますが、**自律神経が乱れていると、気圧の微妙な変化だけで内臓に影響がでてしまい、症状が悪化するのです。**

図
1-10

天候が不調の原因になることも

雨や台風の日は気圧が下がる

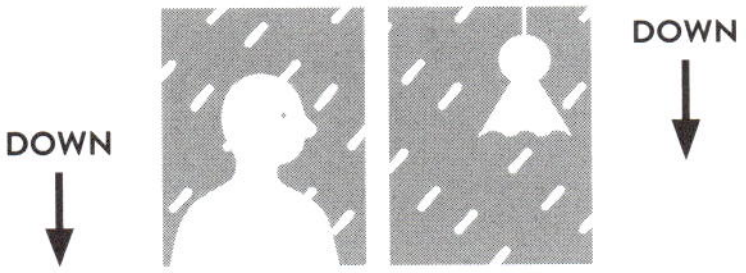

気圧が下がった時、内臓が膨らむ

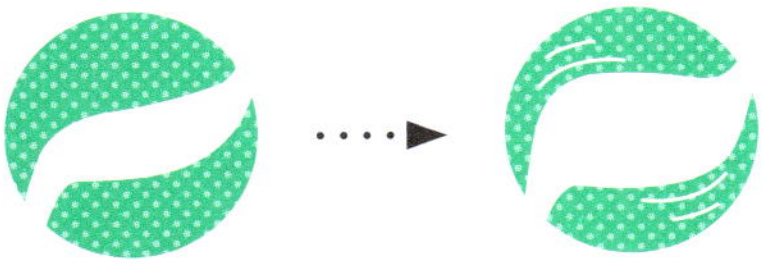

交感神経の働きが強すぎると、
平滑筋が対応できず、内臓が張ってしまう

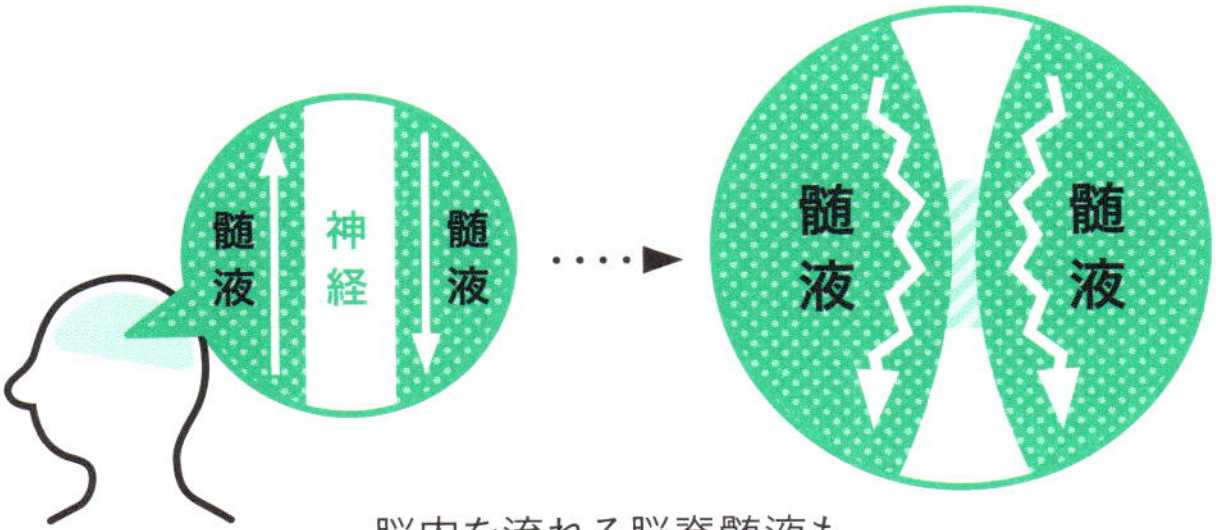

脳内を流れる脳脊髄液も、
気圧の変化で膨張し、神経を圧迫して
頭痛の原因に…

筋肉の緊張を解消し、気圧の変化に耐える体づくりをしよう

自律神経の乱れをしめす13のサイン

⑪

やけにまぶしく感じる時がある

Check List

- □ 太陽が、やけにまぶしく感じてしまう
- □ 暗いところでなかなか目が慣れない
- □ ベッドに入っても目がさえてしまう

この症状は、瞳孔の調節機能が関係しています。

瞳孔は、明るいところでは小さく閉じ、暗いところでは大きく開くという働きを行っていて、つねに光を取り込む量を調節しています。

この瞳孔の調節機能は、自律神経が動かしてくれています。

まぶしいと感じたら閉じる、暗いと感じたら開くということを、自分で意識しなくても、自動で行っているのです。

大変便利なこの機能ですが、**自律神経が乱れると、この瞳孔の調節機能が正しく働かなくなってしまいます**。明るい強い光が入ってきても瞳孔をうまく閉じることができずに、まぶしく感じるのです。

反対に、暗いところでなかなか目が慣れないというのも、自律神経の乱れが原因です。交感神経の働きが強くなると、瞳孔を開く作用が強くなり、常に開きっぱなしになりやすいのです。**特に寝る前にパソコンやスマホなどの**

LEDの光（ブルーライト）を浴びると、脳が興奮して交感神経が高まるとともに、瞳孔を閉じることができなくなってしまうので要注意です。

「職業柄、夜になってもなかなかモニターから離れられない」という方もいらっしゃるかもしれません。その場合は、ブルーライトを遮る眼鏡を使用するのも一つの方法です。

そして、体が限界を迎える前に、意識的に休むことも立派なビジネススキルです。無理をせず、規則的に休息をとる習慣を身につけましょう**（141ページ参照）**。

図
1-11

自律神経が乱れると瞳孔の開閉がにぶくなる

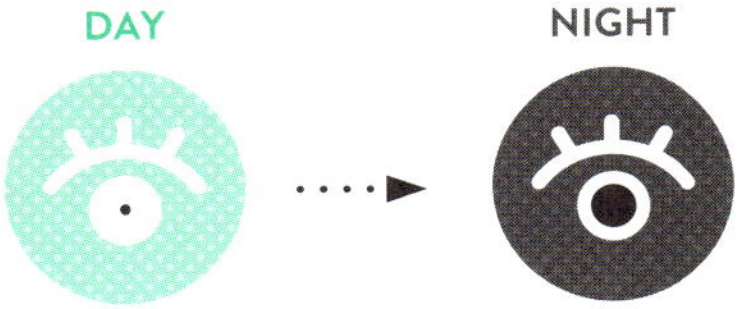

瞳孔は明るいときは閉じ、
暗いときは大きく開く

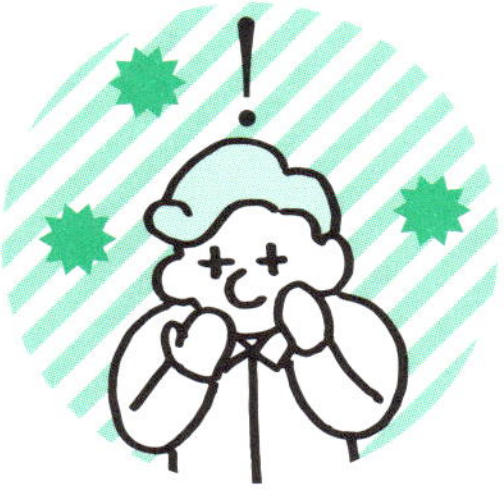

自律神経が乱れると、
瞳孔が閉じられなくなり、
通常よりまぶしく感じてしまう

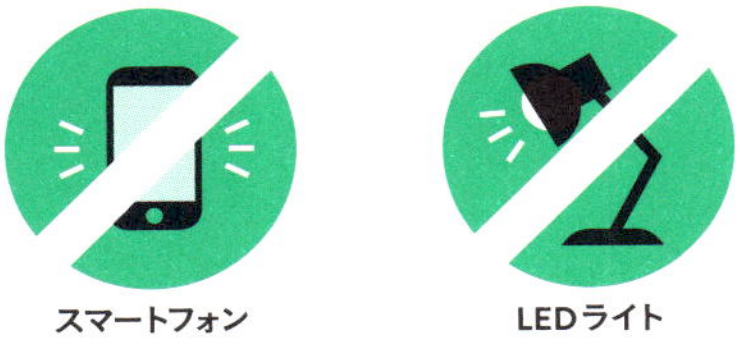

スマホやLEDライトの光（ブルーライト）を
夜中に浴びないよう心がける

ベッドに入る1時間前にはパソコンやスマホを見るのはやめよう

自律神経の乱れをしめす13のサイン

⑫ のどに違和感がある

Check List

- □ のどに何かものが詰まったような感じがする
- □ ゴロゴロする感じがする
- □ つばがなかなか飲み込めない
- □ ヒステリー球（のどの圧迫感）を感じる

のどの違和感については、自律神経の乱れの典型的な症状の一つです。私の整体院に見える患者さんの大半が、この症状を感じています。

一般的に、何かを飲み込むという行為は、自分の意志で行う場合と、自律神経が行う場合があります。普段は意識をしなくても、自律神経が勝手に動いてくれています。

交感神経の働きが強くなると、この自動的に飲み込むという行為が、うまくできなくなるため、自分で意識しないと、つばも飲み込むことができず、詰まりなどのどの違和感が生じてしまうのです。

また、交感神経の働きが強くなり、胃の働きが弱くなると、胃酸が出すぎて、逆流性食道炎を起こすことがあります。そうなると、食道だけでなく、のどや口の中まで炎症が広がることもあります。

のどや食道の筋肉が緊張し、収縮している時には、のどの詰まりを特に強く感じることがあります。この詰まりをヒステリー球といいます。

のど周辺の筋肉をリラックスさせるには、首や肩のストレッチを行うことが大切です。また、喉につながる胃の調子を良くすることも効果的とされていますので、ぜひ該当する整え方を試してみてください（P100、101）。

図
1-12

「飲み込み」の不快感は自律神経の乱れから!

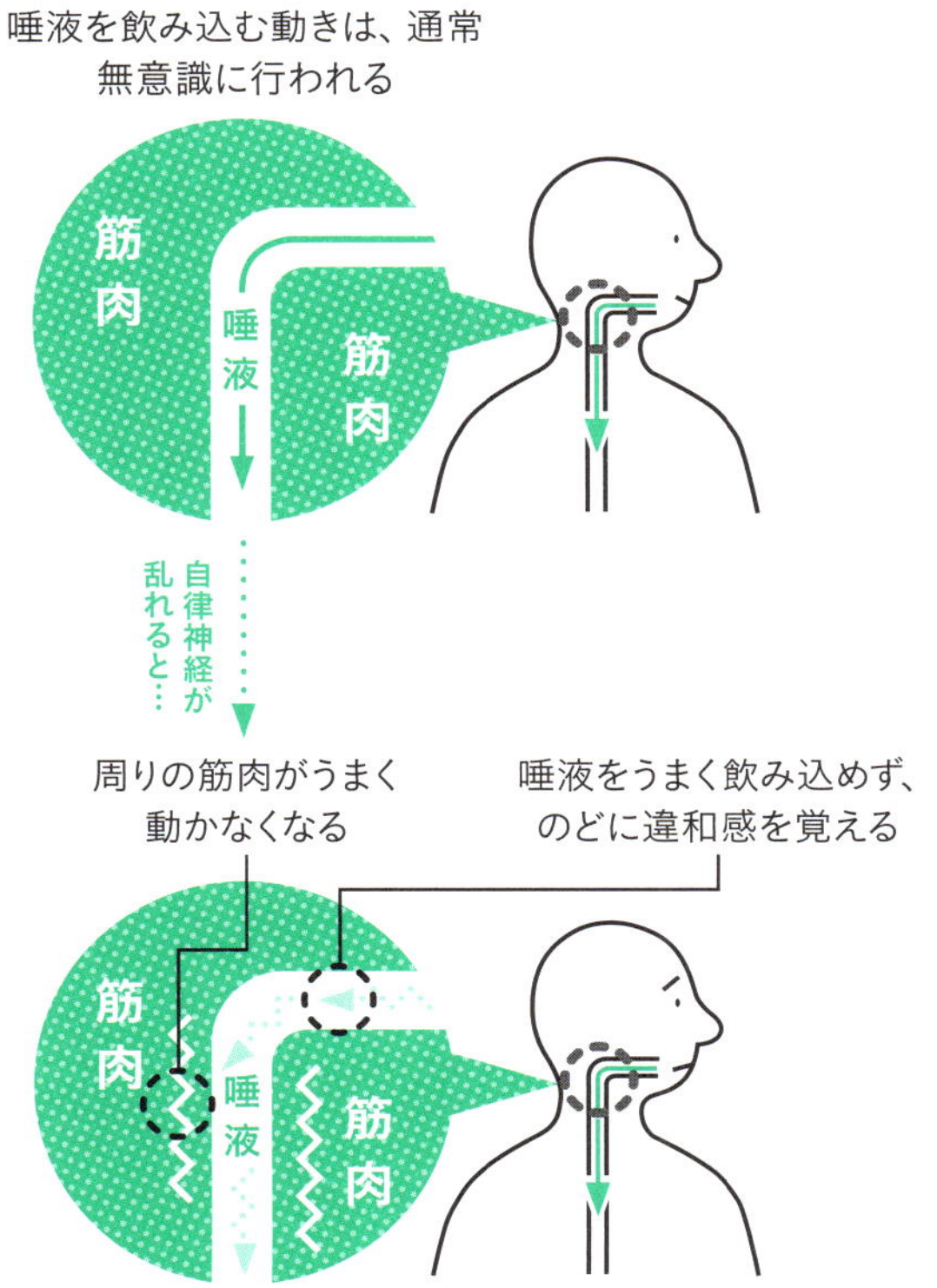

のどの詰まりや不快感を覚えたら、首や肩のストレッチをしよう

自律神経の乱れをしめす13のサイン

⑬
風邪でもないのに頭が痛い

Check List

- □ 風邪をひいているわけでも、熱があるわけでもないのに頭が痛い
- □ パソコンを使用していると目の奥が痛い
- □ 頭がしめつけられるような感じがする

頭痛には、**「片頭痛」「緊張型頭痛」「大後頭神経痛」**という、3つのタイプの頭痛があります。

片頭痛とは女性に多い症状で、脳内の血管が拡張し、星のような光が見える閃輝暗点という症状が出ることもあり、その後ズキンズキンと脈を打つような痛みがあります。

緊張型頭痛は、頭蓋骨を包む筋肉が緊張することにより起きます。肩こりや首の痛みも併発することが多く、締めつけられるような痛みがあります。

大後頭神経痛とは、首の骨が歪むことによって起きる、目の奥の痛みです。

これら3つの頭痛に共通していえるのは、どれも筋肉の緊張によって起きているということです。

長時間のパソコン作業やスマホの操作、猫背などの悪い姿勢、小さく浅い呼吸、日々のストレスなど……思いあたるところのある方は要注意。**これらの良くない生活習慣こそが、頭痛をつくりだしています。**頭痛は自然発生的に起きているわけではないのです。

交感神経の働きが強くなれば、筋肉は緊張し、頭痛が起こりやすくなります。また血管の拡張や収縮のコントロールもうまくできなくなり、脳内で血管が拡張します。これも頭痛の原因となります。

こうした症状を防ぐためにも、１００ページで紹介するストレッチを行い、首肩まわりの筋肉をリラックスさせましょう。

図
1-13

自律神経は血管や、
筋肉にも影響し、頭痛を起こす

偏頭痛

星のような光（閃輝暗点）が見え、
頭がズキンズキンと痛む

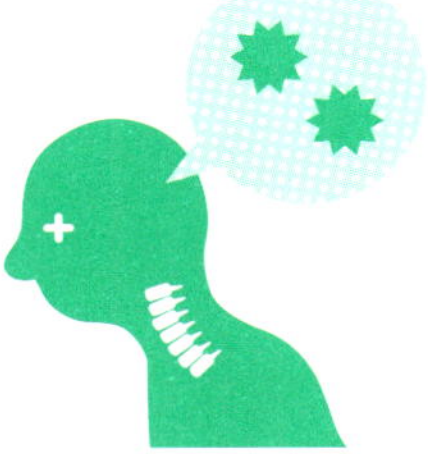

緊張型頭痛

頭蓋骨を包む筋肉が
緊張することにより起こる

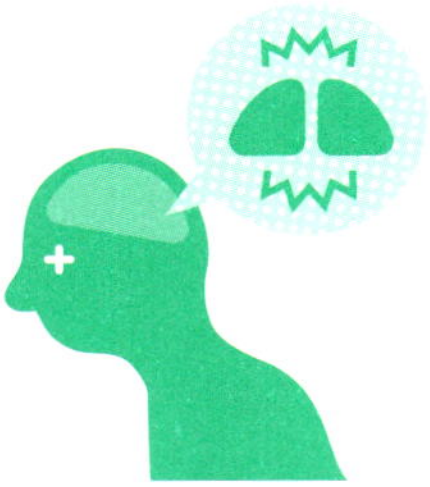

大後頭神経痛

首の骨が歪むことで起こる

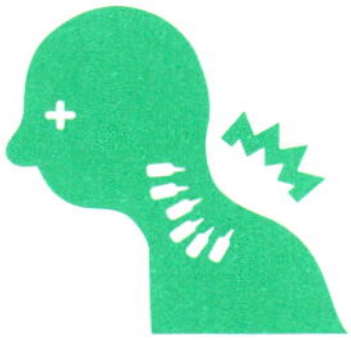

ストレッチを行い、首や肩まわりの
筋肉をリラックスさせよう

PART 2
自律神経を整える
5つの習慣

なぜ、自律神経が乱れてしまうのか？

自律神経失調とは、交感神経と副交感神経のバランスが乱れること

パート1でご紹介した13のサインのうち、現在のあなたに当てはまるものはありましたか？　1つくらいという方もいれば、複数当てはまるという方もいるでしょう。これらの症状をひとつひとつ解決していくことが、自律神経失調の回復につながります。

ところで、そもそもなぜ自律神経が乱れてしまうのでしょうか？

自律神経とは、体内の循環器、呼吸器、消化器など、体内活動に必要不可欠な器官の活動を、あなたの意思と関係なく自動的に調整している神経を指します。そして、**自律神経失調症とは、この機能が乱れることにより、体に様々な不調をきたしている状態のことです**。

自律神経には交感神経と副交感神経があり、交感神経には、心と体を緊張させて興奮状態に導く役割が、そして副交感神経には、心と体を鎮め、リラックス状態に導く役割が、それぞれあります。この2つは、どちらが良くてどちらが悪いというものでもなく、この2つがバランスよく機能している状態が望ましいとされています。

そして、この自律神経が失調するということは、2つのバランスが乱れ、緊張状態がずっと続いたり、逆に何もやる気が起きなくなってしまう状態を指しているのです。

これは、単にメンタルの問題だけではありません。実際に内臓機能や筋肉が正常に働かなくなることにより、体が動かなくなったり、胃のむかつきやめまいなどの不調をきたしたりしてしまうのです。

加えて、**自律神経は一度失調すると、なかなか治りづらいものでもあります。**通常の怪我や骨折なら、その部位を縫合・固定したり、自分の意思で安静にすることも可能ですが、自律神経は自分の意思とは無関係に動く神経であることから、自分の意思だけではなかなか回復させられないのです。

ひとつひとつは小さな症状ですが、治さずに放っておくと、うつ病などの重大な病気に転じてしまうため、甘く見るのは禁物です。

もしあなたの日常生活で前述の症状に心当たりがあれば、すぐに治療するべきですが、毎日忙しいビジネスパーソンにとって、時間をとって休息をとったり、リラックスしたりするのはなかなか難しいのが現実です。

自律神経失調症は交感神経が興奮している状態にありますから、いつまでも体が休まりません。こうなると、血圧が上がり、脈拍数も上がってきます。自律神経失調症が続くと高血圧になり、心臓にも負担がかかり、余計に疲れやすくなるのです。

さらに交感神経は、血中の糖分を高める作用がありますので、自律神経失調症が長く続くと糖尿病になってしまうこともあります。

一方、副交感神経は、内臓などを動かすための神経です。

先ほどお伝えしましたが、自律神経失調症になると副交感神経の働きが低下します。ですから自律神経失調症になると、多くの人は胃腸などの不調を訴えるのです。

自律神経を整えるために見直す、5つの習慣とは？

自律神経にとって良くない習慣とは、どのようなものでしょうか？

それは、交感神経の働きが高まりすぎて、緊張状態が続くような習慣です。

反対に**自律神経にとっての良い習慣とは、副交感神経の働きが高まり、リラックス状態が続くような習慣です**。副交感神経の働きを高めてリラックスができれば、ほとんどの症状が出なくなります。

日常、無意識で行っている良くない習慣そのものが、自律神経の乱れをつくり、自分でも気がつかないうちに症状を生み出しているのです。

自律神経が乱れる原因を一言でいうと、生活習慣です。

生活習慣ときくと、毎日の起床時間や食べるものなどというイメージがあると思います。本書では自律神経の観点から、姿勢の習慣、運動の習慣、食事の習慣、睡眠の習慣、考え方の習慣という、5つのカテゴリーに分けてご紹介していきます。これらのすべてが自律神経の働きと密接に関係していますから、それが乱れると、てきめんに自律神経に不調が現れてしまうのです。

1：姿勢の習慣

これは日々を生きていく中で重要な、「姿勢」に関する習慣です。単純なことゆえに意外と軽く考えがちですが、姿勢は筋肉の状態、内臓の状態などに密接に関わっていますから、これを正すことで自律神経の不調は改善していきます。

2：運動の習慣

人間も動物ですから、動かないでいれば筋肉も弱りますし、体の機能も正常に動かなくなっていきます。実は人の体は歩く動作によって機能が整うようにつくられています。運動する習慣を身につけて、自律神経を整えていきましょう。

3：食事の習慣

食べ物とは体に取り込んで栄養に変わるものですから、体にとって悪いものを摂れば、当然、体調も悪くなります。反対に良いものを摂れば、体調は良くなります。自律神経にとって良い食べ物を摂ることによって、内臓の働きが良くなり、自律神経も整うというわけです。

4：睡眠の習慣

睡眠の質が悪く、体の回復が悪ければ、疲れをとることができずに、体が弱っていきます。質の良い睡眠の習慣をつけることによって、回復力を上げて、強い体を手に入れましょう。体内時計を整えると自律神経も整いやすくなります。

5：考え方の習慣

考え方を変えることによって、ストレスを軽減させていきましょう。そうすれば、不安や怒りなどによる交感神経の高まりを抑えて、リラックスして副交感神経を高めることができます。ストレスは、筋肉や内臓への影響が大きいので、ストレスにならない考え方で、心と体を整えていきましょう。

自律神経失調は小さな習慣改善で治せる！

パート2では、5つのカテゴリーに分けてそれぞれの習慣を改善させる方法を具体的に解説していきます。

ここまでお話してきたとおり、普段何気なく行っている生活習慣によって、自律神経は乱され、さまざまな不調を生み出しています。

だからこそ、**小さなことをコツコツと変えていくだけで、自律神経にとって良い生活習慣を身につけることができます。**ぜひこれからご紹介する5つのカテゴリー毎の習慣を試してみてください。

5つの習慣

1

自律神経を整える

姿勢の習慣

1

自律神経を整える姿勢の習慣

① お腹をへこませて立つ

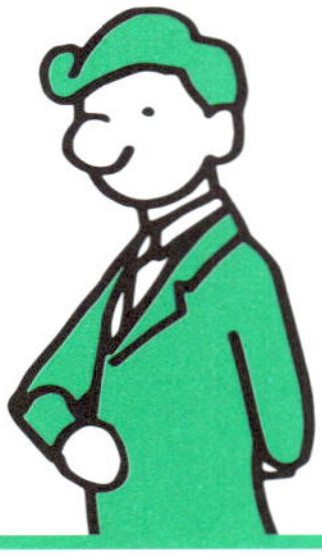

驚くかもしれませんが、実をいうと、**姿勢は自律神経の乱れと密接に関わっています**。猫背などの悪い姿勢を続けていると、背中と肩の筋肉が硬くなり、そこからつながっている頭蓋骨を包む筋肉も硬くなっていきます。

さらには悪い姿勢によって内臓が圧迫され、内臓の働きが弱っていきます。

代表的な例としてわかりやすいのが胃です。胃が弱ると、上方に持ち上がるため、横隔膜の上がり下がりの邪魔になってしまいます。

それにより肺の膨らむ範囲が狭くなり、背中や肩の筋肉が大きく固まってしまうのです。それに伴って頭蓋骨を包む筋肉が硬くなり、脳脊髄液の流れが悪くなることも自律神経が乱れる原因となります。悪い姿勢は百害あって一利なしというわけですね。

悪い姿勢は他にもあります。猫背に加えて、胸を張りすぎて反った姿勢もあまり良い姿勢とはいえません。あぐらの姿勢で座ったり、足を組んで椅子に座ったりするのも、自律神経の乱れにつながります。

背中を反る姿勢は、胸椎《きょうつい》（背中の骨）や腰椎（腰の骨）に負担がかかり、骨が歪みます。骨が歪むと、椎骨と椎骨の間から出ている体の各器官につながる神経が圧迫されて、各器官が弱ります。各器官とは、内臓や目や鼻、腕、足など体の部分のことです。

では、どのような姿勢が良いのでしょうか？

まずは楽に立ってみてください。そして胸を張ったり曲げたりせず、お腹を背中とくっつけるイメージでお腹をへこませてみてください。お腹をへこませると背筋がすっと、理想的な形で立ちます。

加えて目線は真正面を向くようにしてください。この姿勢を特に意識せずにでもできるよう、心がけてみましょう。

図
2-1

自律神経を整える姿勢とは?

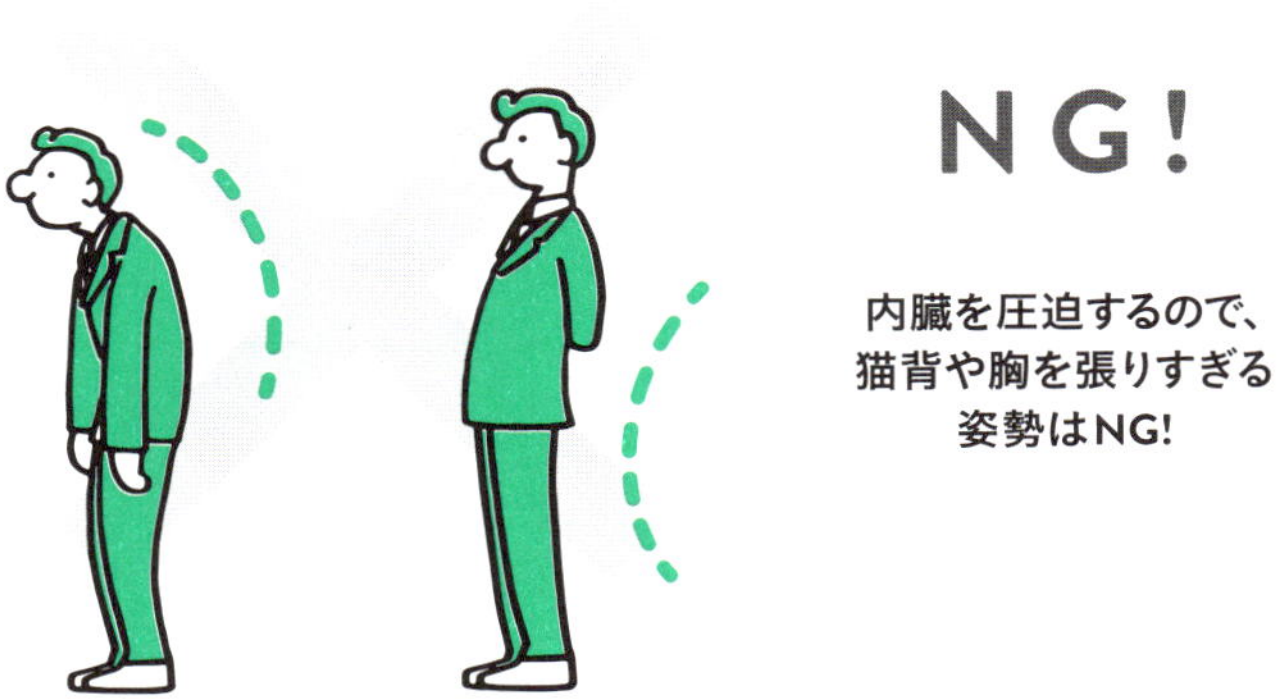
NG!
内臓を圧迫するので、
猫背や胸を張りすぎる
姿勢はNG!

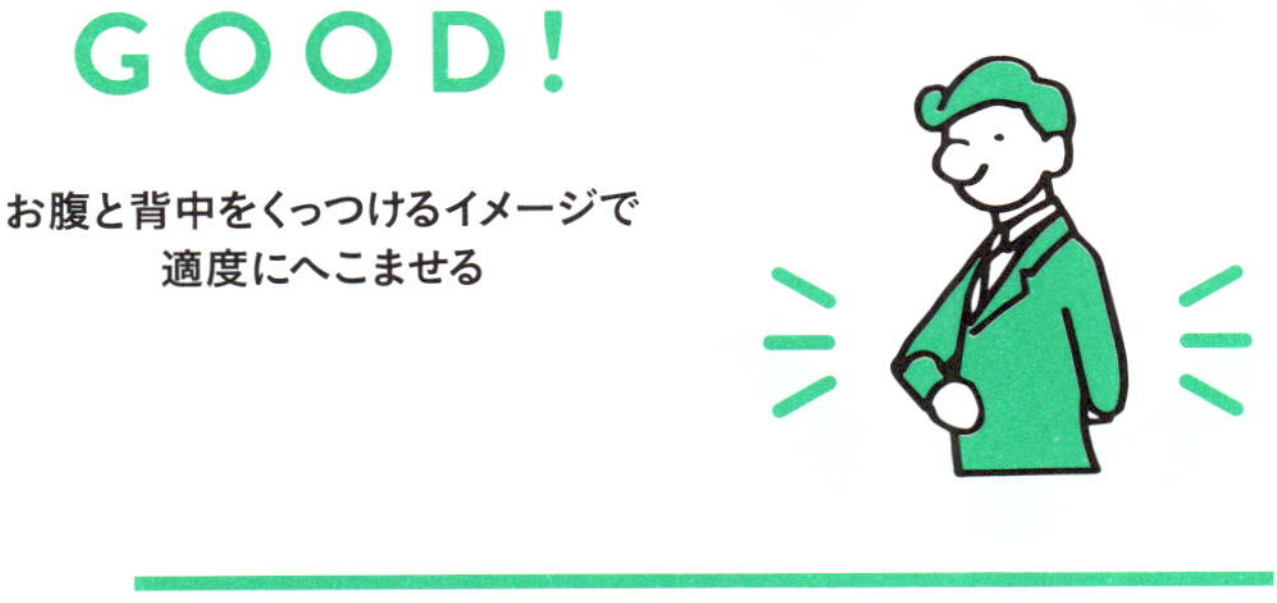
GOOD!
お腹と背中をくっつけるイメージで
適度にへこませる

意識せずできるようにするのが
理想的!

1

自律神経を整える姿勢の習慣

②

電車の中では下を向かずに前を向く

普段の姿勢に気をつけていても、ビジネスパーソンが意外と見落としがちなのが、電車の中での姿勢です。

通勤途中の電車内で運良く空いた席に座って、うっかり寝てしまうことはありませんか？　そしてその時に、首から頭部が下がり、うつむいた姿勢になっていたら要注意。それは自律神経にとってあまり良い状態ではありません。

また、電車の中を見渡すと、車内の全員がスマホの画面を見ながら下を向いている光景をよく目にします。

下を向き続けていると、首に負担がかかり、首の筋肉が硬くなります。首の筋肉が硬くなると、その筋肉が支えている頸椎（首の骨）が引っ張られて、歪んでしまうのです。**頸椎が歪むと、椎骨と椎骨の間にある神経が圧迫され、痛みが出たり、その神経の働きを弱めたりします。**

頸椎の間から出ている神経は、首から上の頭部周辺の器官につながる神経のため、これらの神経が圧迫されると、目の奥の痛みや頭痛などの症状が出ます。また、首の筋肉が硬くなると頭蓋骨の動きも悪くなり、脳脊髄液の流れが悪くなります。脳脊髄液の重要性については、ここまで何度も触れてきたとおりです。脳脊髄液の流れが悪くなると、自律神経の乱れに繫がってきます。

頸椎の歪みを正すためにも、電車の中では下を向かず、前を向くようにしましょう。また、通勤中はついついスマホを見てしまいがちですが、スマホを見ない時間をつくることで、自然と前を向く姿勢でいられるようになります。

図
2-2

電車内での姿勢に注意しよう

スマホの見過ぎで
下を向いていると……

頚椎が圧迫されてしまう！

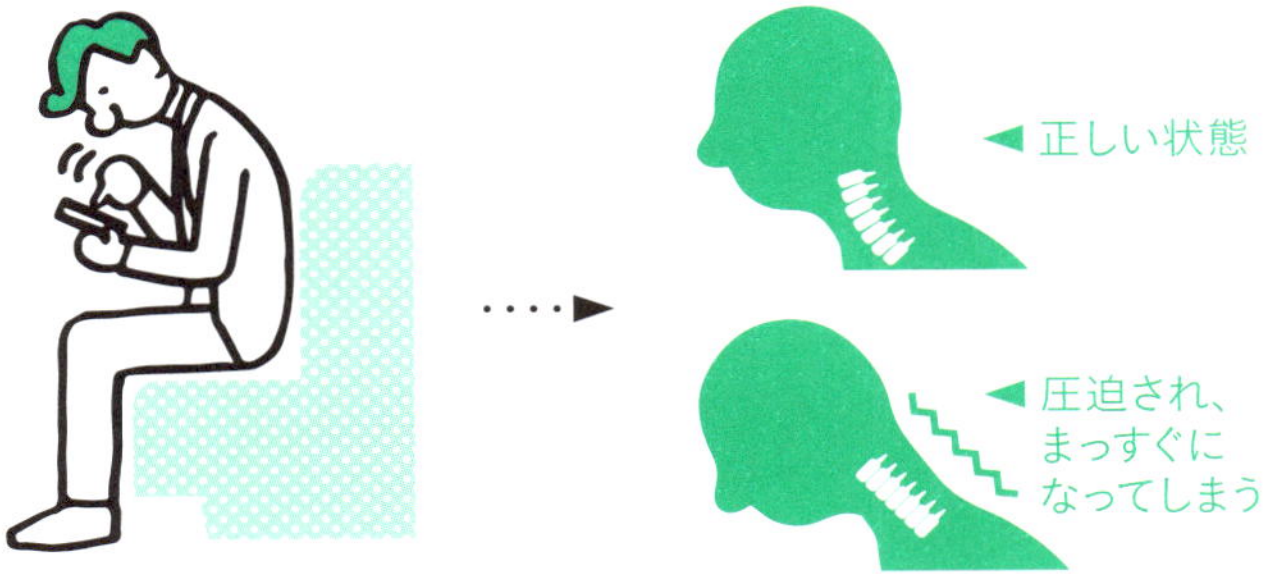
◀正しい状態
◀圧迫され、
まっすぐに
なってしまう

スマホを見ない時間を
つくるようにする

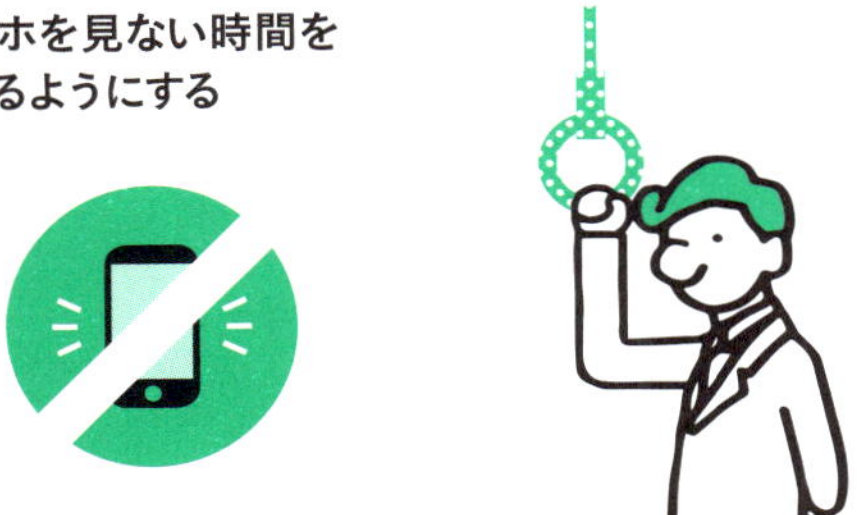

電車内だけでもスマホをやめ、
筋肉の緊張を整えてあげよう

1

自律神経を整える姿勢の習慣

③
歯を食いしばらない

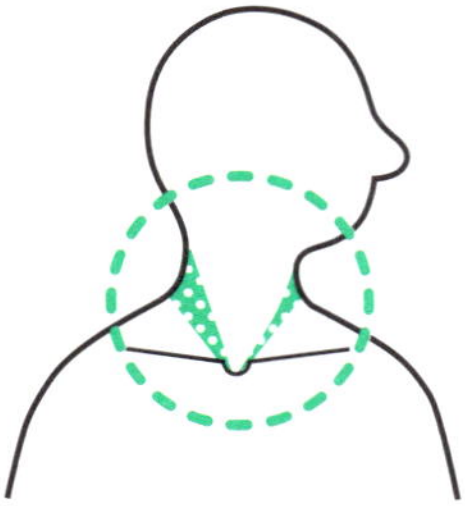

パソコンで作業をしている時などに、気がついたら歯を食いしばっていたということはありませんか？

実は、歯と姿勢は密接に関わっています。

歯を食いしばっていると、胸鎖乳突筋《きょうさにゅうとつきん》という筋肉が緊張して硬くなります。これは首の前の筋肉で、胸につながっています。この筋肉が硬くなっていると胸を広げづらくなり、肩が内側に入ってしまい、巻き肩といわれる姿勢や猫背の姿勢になりやすくなるのです。

猫背の姿勢でいると、深く大きな呼吸ができなくなり、常に緊張している（＝交感神経の働きが強くなっている）状態となります。

日常生活では、まず歯を食いしばらないという意識を持って生活することが重要です。

仕事で夢中になり真剣になっていると、つい体に力が入って、いつの間にか歯を食いしばっていることがあるかもしれません。

もちろん何事も夢中になるのはいいことですが、それで体に不調をきたしてしまったら元も子もありません。何事でも、結果を出すためには体のコンディションが整っていることが何よりも重要です。だからこそ長時間歯を食いしばることにならないように、適度に休憩を入れたり、リラックスしたりする必要があるのです。

常日頃から、上の歯と下の歯の間に舌を挟んで、噛み締めないクセをつけましょう。普段から大きく深い呼吸をして、体をリラックスさせておくことも有効です。

図
2-3

巻き肩や猫背の姿勢になりやすい「食いしばり」に気をつける

集中していると、
自然と歯を食いしばってしまう

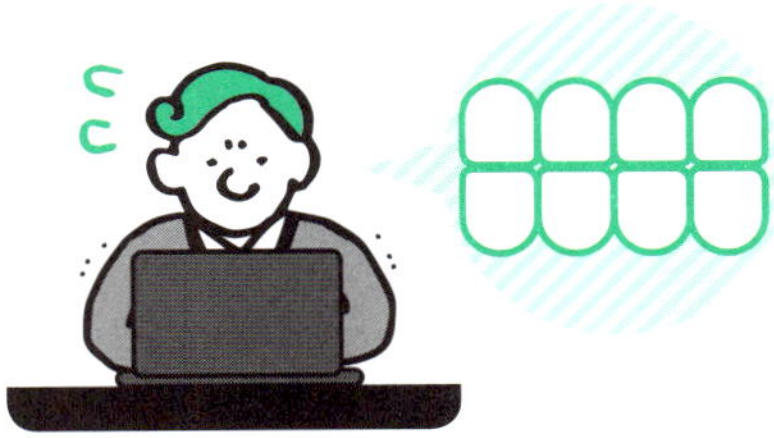

歯を食いしばると、
胸鎖乳突筋が緊張する

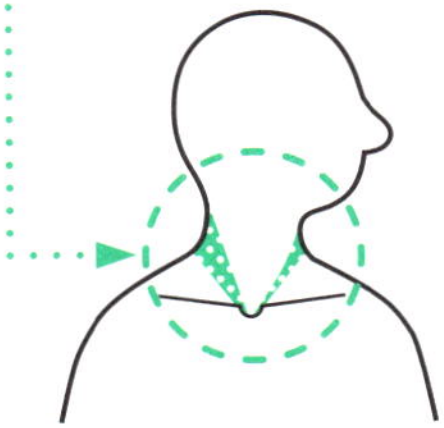

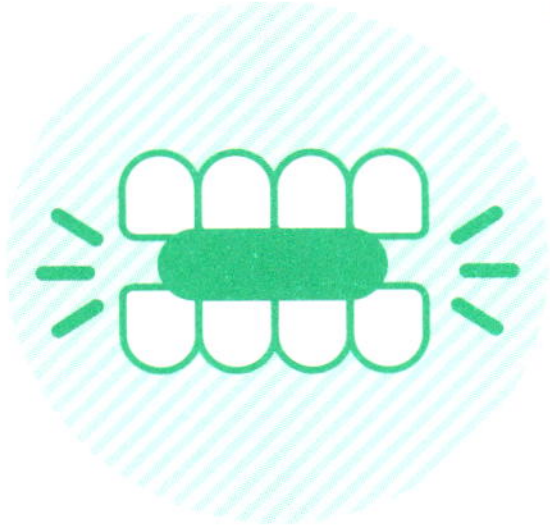

無意識に噛んでしまわないよう、
たまに舌を挟んで噛みグセを防ぐ

定期的に自分の歯の状態を意識しよう

1

自律神経を整える姿勢の習慣

④「胸式呼吸」を意識する

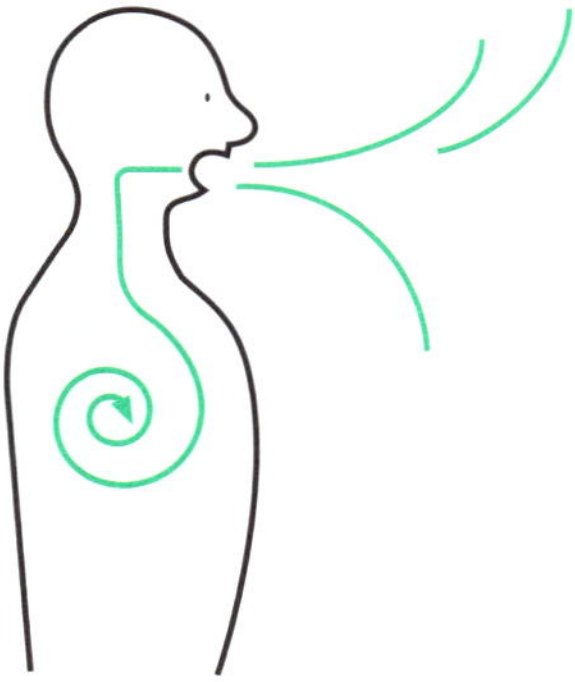

当院に来られるほとんどの方に共通しているのが、呼吸が浅く小さくなっていることです。不調をきたしている人のほぼ全員がそうだといっていいくらい、実は自律神経にとって呼吸は重要な要素なのです。

そして呼吸もまた、姿勢と密接な関係があります。

猫背になり、首や肩、背中の筋肉が硬くなると、肺が膨らむ範囲が狭くなり、深く大きな呼吸ができなくなってしまいます。

基本的に、浅く小さな呼吸をしている時は、交感神経が働いている時です。緊張すると浅く小さな呼吸になりますが、その状態が続いていると考えてください。また、反対に深く大きな呼吸をしている時は、副交感神経が働いている状態です。お風呂の湯船や温泉に浸かってリラックスして、深く大きな呼吸をしている状態を思い浮かべてください。

呼吸は自分でコントロールができますから、深く大きな呼吸をし続けていると、脳は今リラックスしているのだと勘違いし、副交感神経のスイッチが入ります。

深く大きな呼吸をする、たったこれだけで、自律神経を整えやすくすることができるのです。

パソコンで作業をしている時は、呼吸が浅く小さくなりがちなので、意識的に深く大きな呼吸をし続けるようにしてください。

自律神経が整う「深く大きな呼吸」とは、お腹をへこませて正しい姿勢で行う、お腹ではなく、肺を膨らませる胸式呼吸です。その際に、吸うことよりも吐くことに意識を向けてください。息を吐き切れば、苦しくなって勝手に吸います。吸うことばかりに気をとられると過呼吸になるおそれがありますので、注意が必要です。

図
2-4

自律神経が整う呼吸を覚える

浅く小さい呼吸	**緊張している状態** （焦っている時など）
深く大きい呼吸	**リラックス状態** （風呂に入った時の一息など）

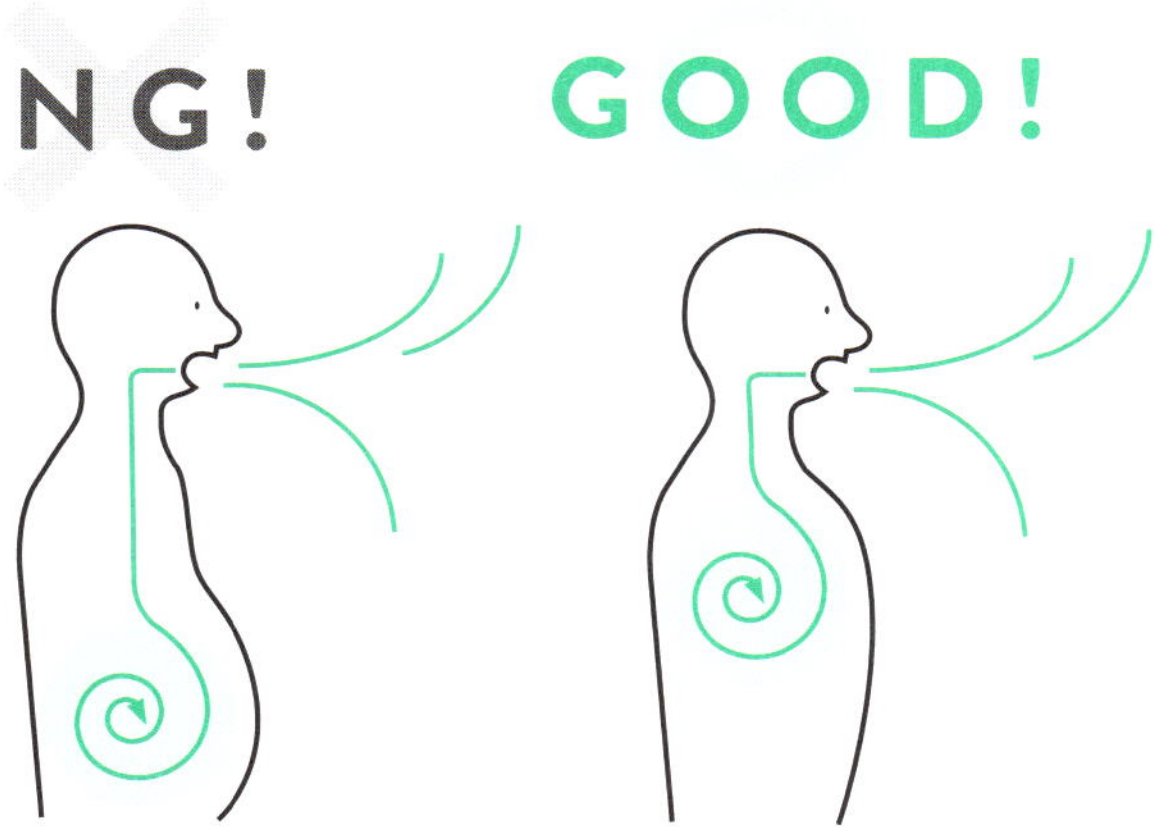

正しい姿勢で、副交感神経のスイッチが入る
胸式呼吸（肺を膨らませる呼吸）を行うこと

吸うことよりも吐くことに
意識を向けるのがコツ

自律神経を整える姿勢の習慣

まとめ

自律神経を整えるには、姿勢は重要なファクターです。背中や肩、首や頭蓋骨を包む筋肉、内臓や神経の働きを良くするために、お腹をへこませて、背筋を正しい状態にするよう意識します。

せっかく背筋を正しく伸ばしても、頭部が首から垂れ下がっていたら背骨に負担がかかりますから、電車の中でスマートフォンは見ないなど、下を向かない工夫をしましょう。胸の筋肉を硬くして、巻き肩や猫背の姿勢をつくりださないためには、歯を食いしばらないことも大切です。
これらのことを行い、正しい姿勢をつくったら、その状態のまま、お腹をへこませて肺を膨らませる、深く大きな胸式呼吸を行うようにしましょう。

深く大きな呼吸は、脳や筋肉をリラックスさせ、副交感神経を働かせる作用があります。無意識にできるようになると、体の調子は自然と整ってきます。

5つの習慣

2

自律神経を整える運動の習慣

2

自律神経を整える運動の習慣

①

オフィスで
座ったままできる
4種類のストレッチ

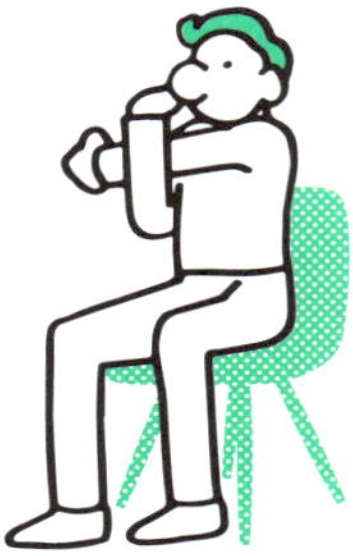

以前お伝えしたとおり、筋肉の硬直は自律神経に大きく影響します（23ページ参照）、筋肉の硬直を防ぐ運動をすることはとても大切です。

とはいえ、突然運動を始めても長続きしません。まずは自律神経が整う、オフィスの椅子に座ったままできる、簡単なストレッチをご紹介いたしましょう。メニューは全部で4種類。肩、首、背中、腕とありますので、ぜひ挑戦してみてください。

どのストレッチも難しいものではありませんが、やり方は重要となります。ストレッチの基本は、筋肉に痛みが出ない、少し伸びているなというところで、20〜30秒止めるのが基本です。

筋肉を止めている間は、大きく息を吐き続けるのも重要です。もし息を吐ききったら、途中で1回吸って、また吐き続けます。さらに効果を高めるためには、自分で伸ばしたい筋肉の場所を意識しながら伸ばしましょう。

図 2-5

オフィスで椅子に座ったまま できるストレッチ①

首のストレッチ

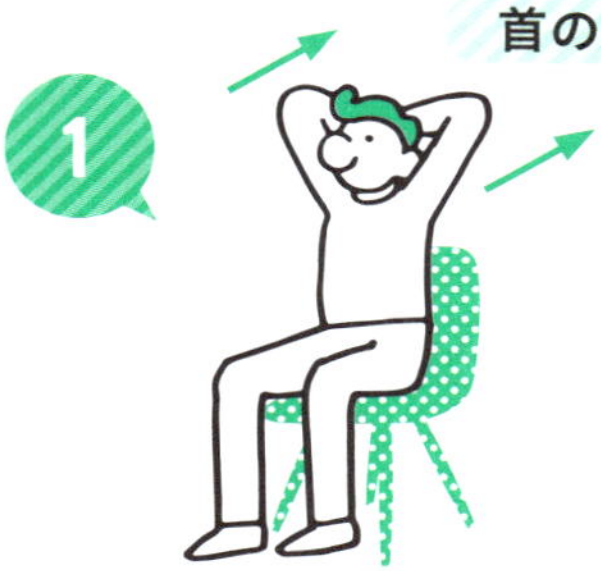

首の後ろで手を組み、両肘を後ろに反らせていく

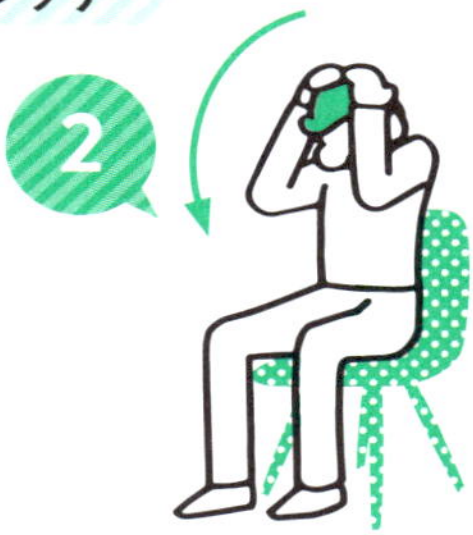

背中を伸ばし、両手を組み、頭頂部の少し後ろ下を押さえ、頭を下げていく

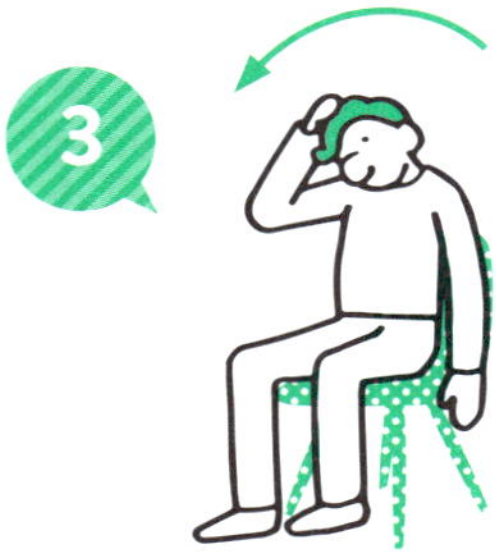

背中を伸ばし、片手で頭頂部の斜め後ろ下を押さえ、頭を下げていく

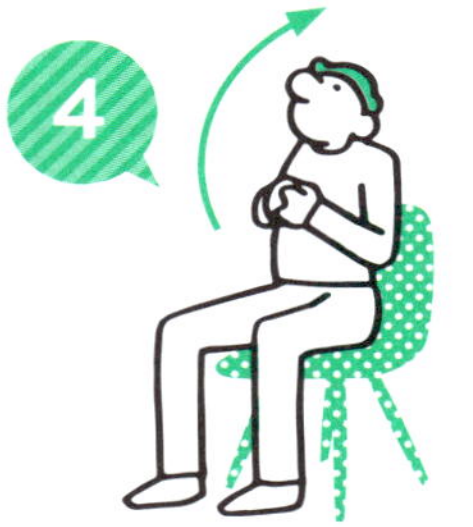

手を組んで胸を押さえ、脇を締めながら首を後方に倒す。首の前の筋肉を伸ばすように、非常にゆっくりと回していく

肩まわりの緊張に効果大

図
2-6

オフィスで椅子に座ったまま できるストレッチ②

肩のストレッチ

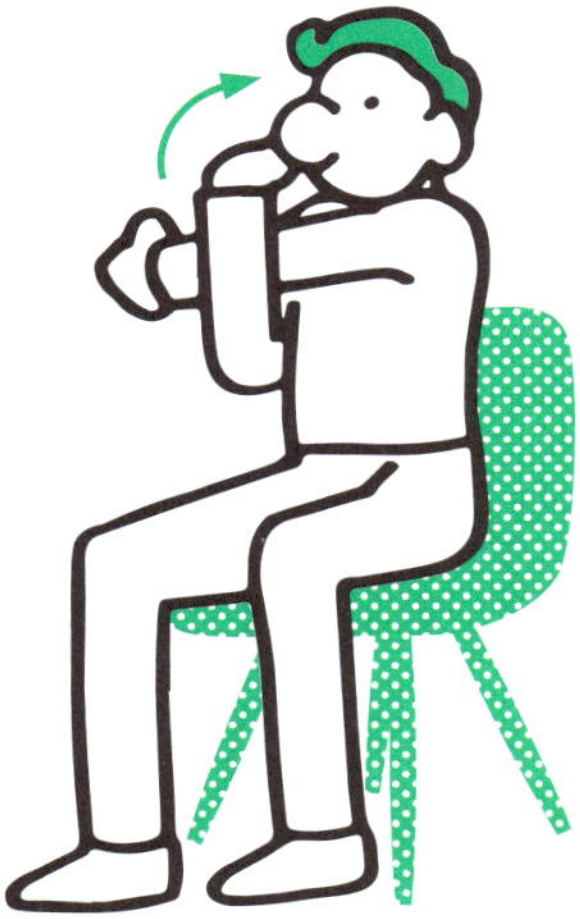

片腕を伸ばし、反対の腕を直角にかけ、
腕をひねっていく

**ひねりすぎないよう、
様子を見ながらやろう**

図 2-7

オフィスで椅子に座ったままできるストレッチ③

腕のストレッチ

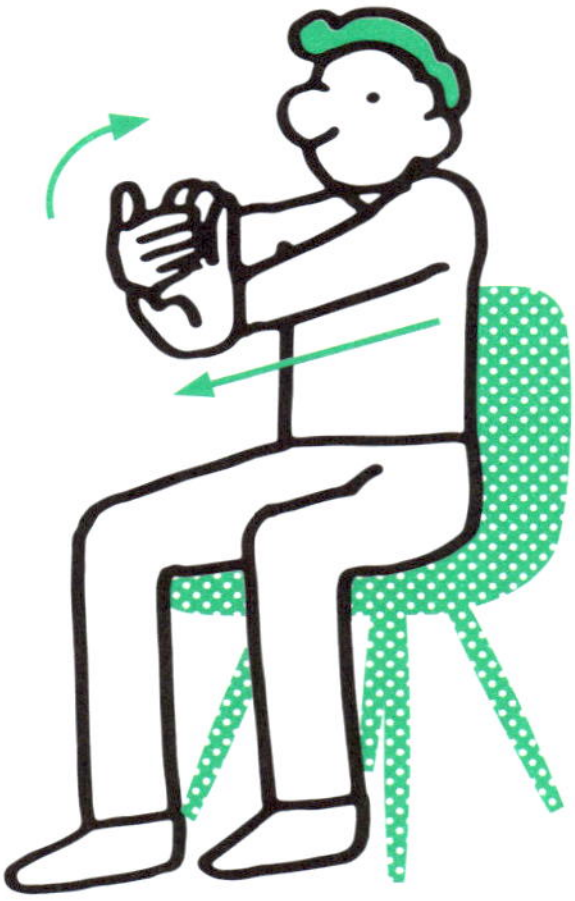

片腕を伸ばし、指を上方にして手のひらを外に向け、
片方の手で指全体を手前に引き寄せる

デスクワークで硬くなった腕の筋肉をほぐそう

サンクチュアリ出版＝本を読まない人のための出版社

はじめまして。サンクチュアリ出版・広報部の岩田梨恵子と申します。
この度は数ある本の中から、私たちの本をお手に取ってくださり、
ありがとうございます。…って言われても「本を読まない人のための
出版社って何ソレ??」と思った方もいらっしゃいますよね。
なので、今から少しだけ自己紹介させてください。

ふつう、本を買う時に、出版社の名前を見て決めることって
ありませんよね。でも、私たちは、「サンクチュアリ出版の本だから
買いたい」と思ってもらえるような本を作りたいと思っています。
そのために"1冊1冊丁寧に作って、丁寧に届ける"をモットーに
1冊の本を半年から1年ほどかけて作り、少しでもみなさまの目に
触れるように工夫を重ねています。

そうして出来上がった本には、著者さんだけではなく、編集者や
営業マン、デザイナーさん、カメラマンさん、イラストレーターさん、書店さんなど
いろんな人たちの思いが込められています。そしてその思いが、
時に「人生を変えてしまうほどのすごい衝撃」を読む人に
与えることがあります。

だから、ふだんはあまり本を読まない
人にも、読む楽しさを忘れちゃった人たち
にも、もう1度「やっぱり本っていいよね」
って思い出してもらいたい。誰かにとって
の「宝物」になるような本を、これからも
作り続けていきたいなって思っています。

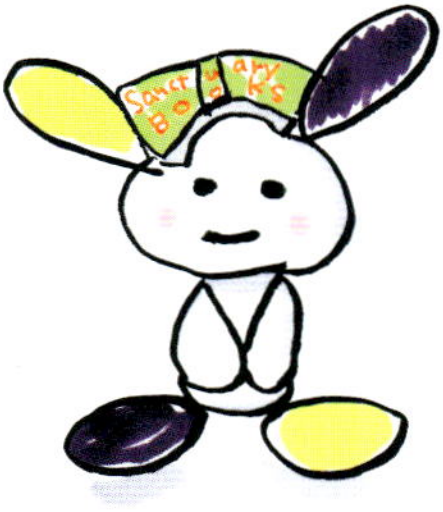

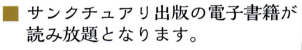

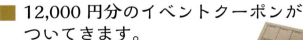

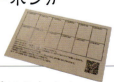

図
2-8

オフィスで椅子に座ったまま できるストレッチ④

背中のストレッチ

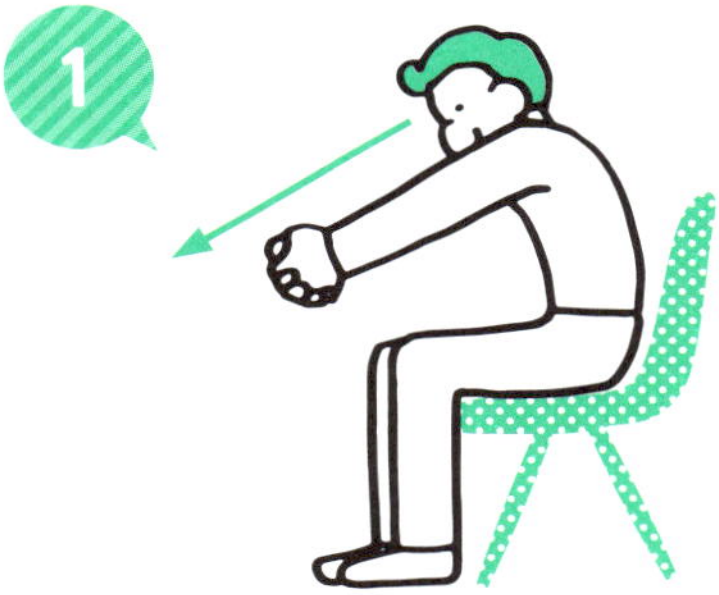

両手を組み、肩甲骨の間の筋肉を伸ばすことを意識しながら、前に突き出す

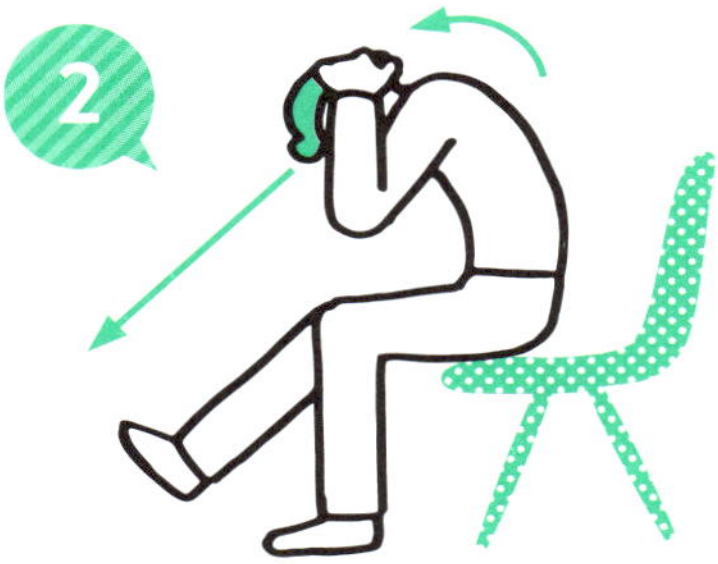

椅子に半分お尻を乗せ、片足を前に伸ばす。
頭を抱えながら、前に伸ばした足のつま先に向かって上半身を倒していく

肩甲骨のまわりの
伸ばしづらい筋肉を伸ばそう

2

自律神経を整える運動の習慣

②
腕を大きく振って、大股で速く歩く

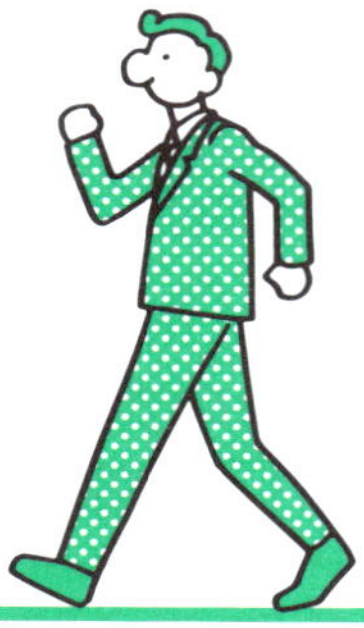

毎日の生活の中で、通勤途中などの移動時にできるエクササイズがあれば、時間を無駄にすることなく、効果的に体を動かせますよね。

そこでお勧めしたいのが、通勤時の歩き方を改善することです。姿勢を正し、腕を大きく振って、大股で速く歩くことだけでも、自律神経を整えるための有酸素運動となるのです。ゆっくり歩くとあまり運動になりませんが、速く歩くと効率的に運動の効果が望めるでしょう。

その他では、なるべくエレベーターやエスカレーターを使わずに階段を使う、バスやタクシーを使わずに歩いたり、自転車に乗ったりする、電車に乗ったら、数駅程度なら座らずに立ってすごす、などがあります。

電車に立って乗る時にも、なるべくつり革につかまらず、ドアに寄りかからずに立つことにより、電車の揺れに合わせてバランスをとり、体幹を鍛える運動になります。普段何気なく生活している中でも、体に意識を向けることによって、運動することができるのです。

いつもと同じ通勤経路でも、運動に対する意識を変えて、通勤しながらのエクササイズを行うことにより、体を健康にすることができます。毎日の通勤を「通勤しながら運動」に変えていきましょう。

図
2-9

「通勤しながら運動」を意識する

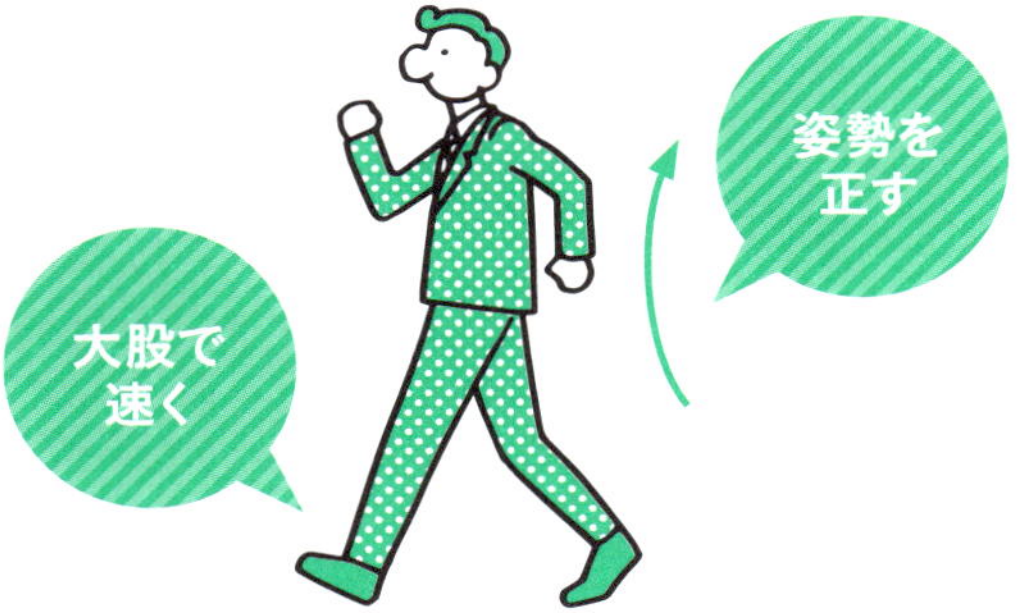

ほかにも……

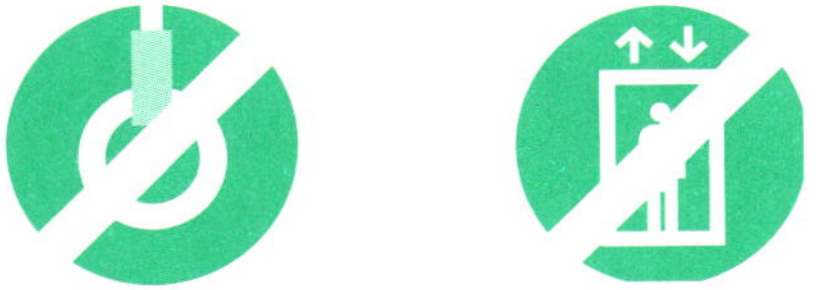
電車内でつり革に
つかまらない
エレベーターや
エスカレーターを使わない

時間を無駄にしない運動を
習慣にすることで、
自律神経によい体づくりをしよう

通勤時間を
「有酸素運動の時間」に変えよう

2

自律神経を整える運動の習慣

③

ベッドの上で体の緊張をリセットする

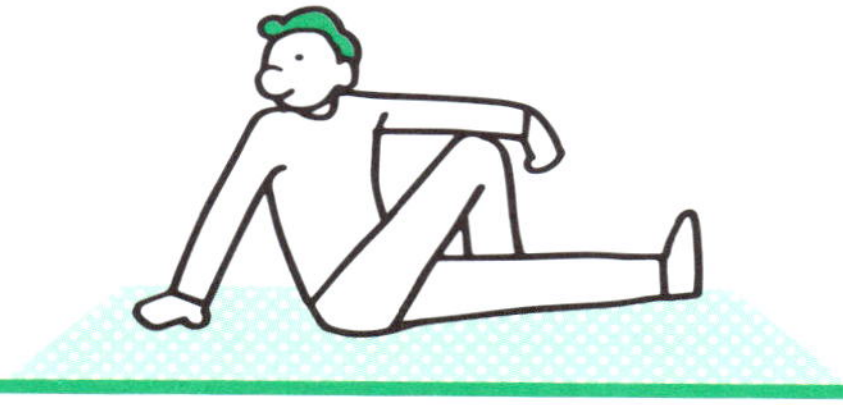

自律神経を整えるためにも、寝る前にストレッチを行うと、一日の筋肉の疲労を軽減することができます。

筋肉の緊張と硬さをとり、緩めてあげることは、寝ている間に疲労をとるための手助けとなります。疲れているのに何もしないで寝るのと、ストレッチをしてから寝るのとでは、翌日に感じる疲労も違いますし、疲労の蓄積を予防することにもなります。

とはいえ難しいストレッチをたくさんこなそうとすると、面倒になり続かなくなってしまいます。ここでは簡単なストレッチをいくつかご紹介しましょう。

筋肉を自分で揉むことをしている方もいらっしゃるかと思いますが、強く揉むと筋肉が反発し、より硬くなってしまうことがありますから、むやみに揉むのはお奨めできません。

ベッドでできる、緊張をリセットするストレッチをお教えしましょう。

当院でも、自宅で行える自己メンテナンスとして、ストレッチをお勧めしています。ここでも守っていただきたいのは、前述したストレッチの基本です。

筋肉に痛みが出ない、少し伸びているなというところで、大きく息を吐きながら20〜30秒止めるということが基本となります。

一日の最後に緊張をほぐせば、自然と睡眠の質も上がってくるはずです。

ぜひ、試してみてください。

図
2-10

寝る前にできるストレッチ①

腰のストレッチ

できれば、デスクで椅子に座ったままできる
ストレッチも一緒に行うと良い

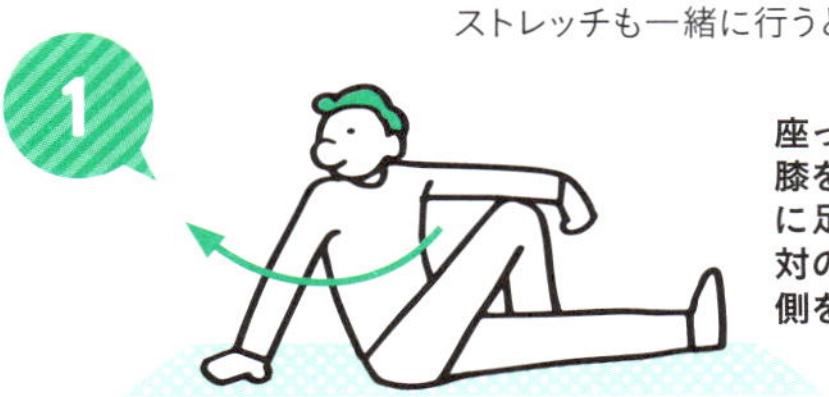

座って片足を伸ばし、反対の足の膝を曲げ、伸ばした足の膝の外側に足裏をつける。曲げた足の反対の腕の肘で、曲げた足のひざ外側を押していき、上半身をひねる

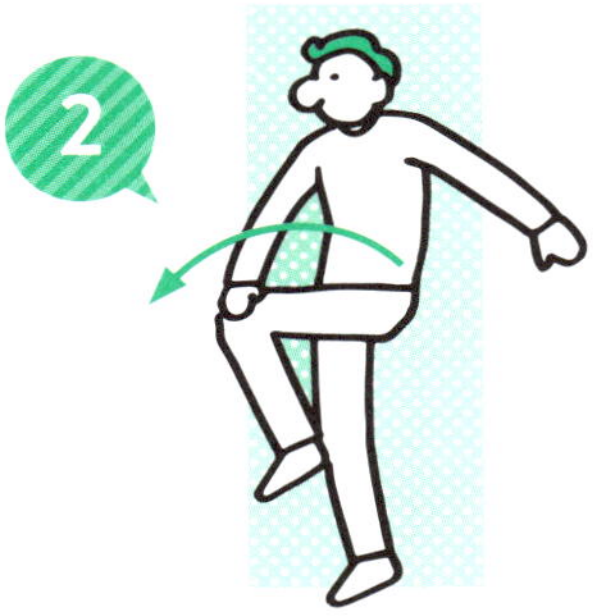

寝転がって片足を伸ばし、反対の足の膝を曲げ、伸ばした足の外側へ上半身をひねる。
曲げた足の反対の手で膝を押さえながら、床へつけていく

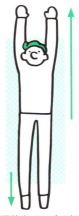

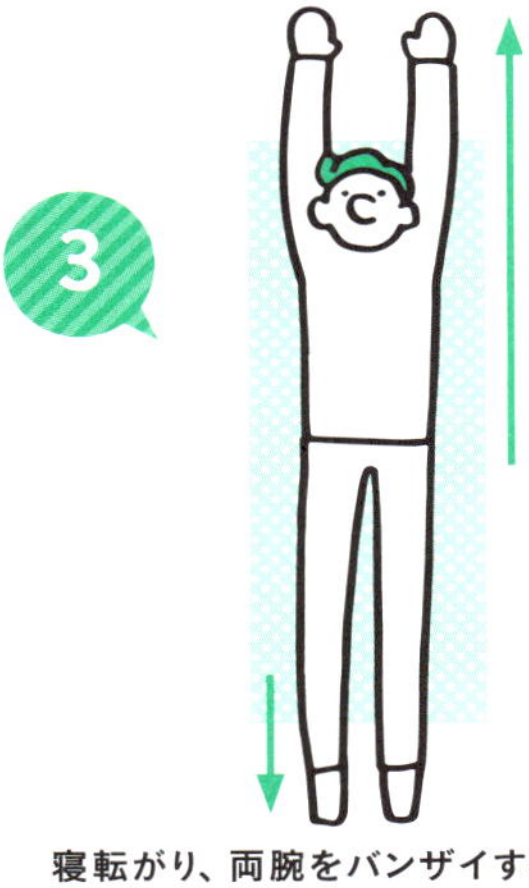

寝転がり、両腕をバンザイする。足のつま先と手をおもいきり伸ばすように意識する。足首がしっかりと伸びきるようにする

長時間座っていた
腰の痛みをリセット！

図 2-11

寝る前にできるストレッチ②

股関節のストレッチ

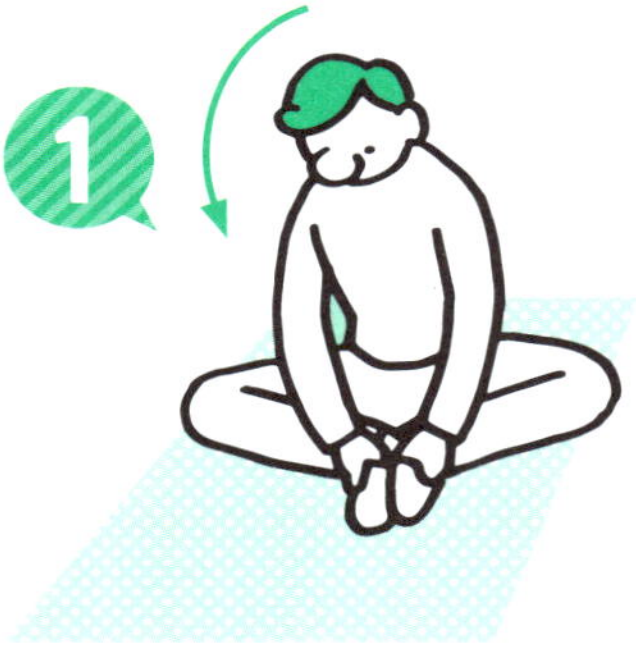

股関節を開くように座り、手で両足裏を合わせて、上半身を前に倒していく

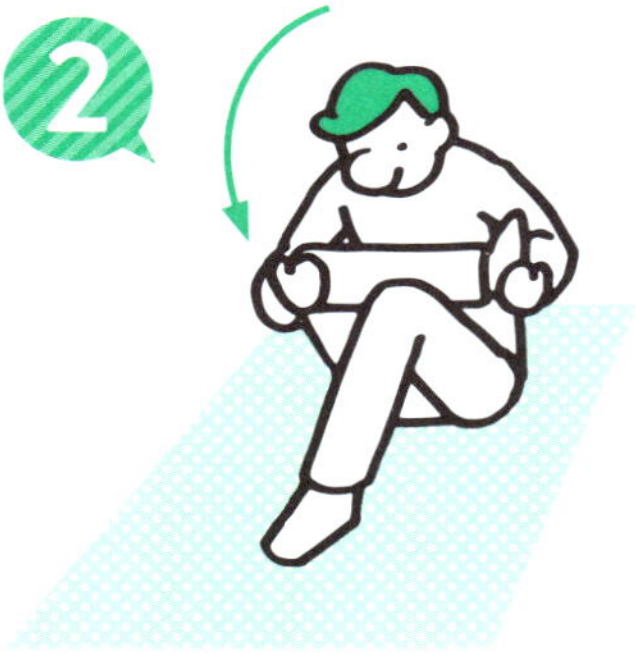

座って片足の膝を立て、反対の足を曲げながら立てた足の膝の上あたりに足首を乗せる。曲げた足を両腕で抱えながら、上半身を前に倒していく

たまった老廃物を流そう!

図
2-12

寝る前にできるストレッチ③

脚のストレッチ

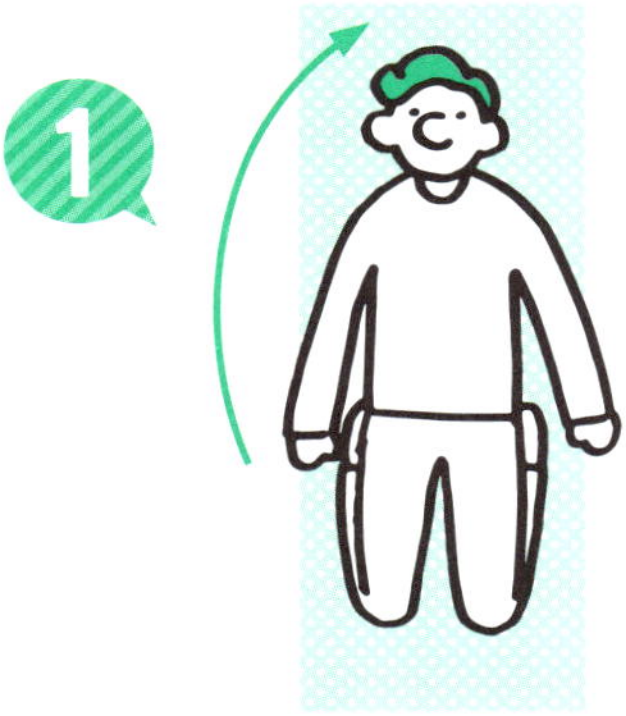

膝を曲げて座り、後ろへ寝転んでいく。
ももの前面を意識して伸ばす

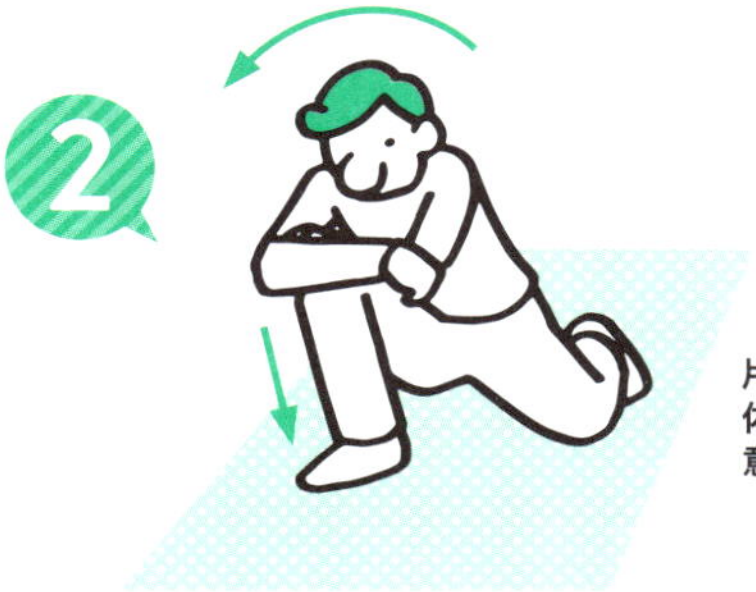

片膝を立て、両腕を片膝に乗せて体重をかけていく。ふくらはぎを意識して伸ばす

脚の疲れを
眠る前にリセット！

2

自律神経を整える運動の習慣

④

有酸素運動をする

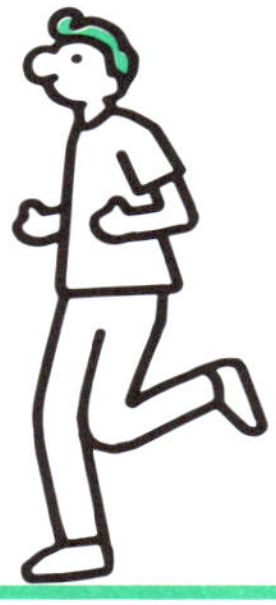

自律神経にとって効果の高い有酸素運動とはなんでしょうか？

一つ目は、**左右均等な動きをする運動**です。片寄りのある運動をすると、体の歪みを生みやすくなり、自律神経が乱れる原因になりやすいです。左右均等な運動は、体が歪みづらいため、身体の調整に適しています。

二つ目は、**一定のリズムを刻む運動**です。一定のリズムを刻む運動をすることで、副交感神経を活発に働かせやすくするセロトニンというホルモンの製造を助けてくれます。

この二つの動きを兼ね備えている運動を具体的に挙げると、**ウォーキング、自転車、水泳、ジョギング**などです。これらは左右均等に、一定のリズムで行う運動であり、自律神経を整えるために最適です。また、やろうと思えばわりと簡単に行えるという利点もあります。最近では、街に24時間ジムができたりと、運動する機会は以前より随分つくりやすくなりました。

紹介した運動の中で、特にお奨めしたいのが、ウォーキングです。

ウォーキングは、他の運動と比較しても、負荷が強くなりすぎないという特徴があり、また最も手軽に行える運動だからです。

おすすめは一駅前で電車を降りて歩く、一駅先まで歩いてから電車に乗るという、「通勤しながら運動」です。ただし散歩のような、ゆっくり歩くイメージではなく、ウォーキングを意識して、大きく腕を振り大股で歩くイメージです。少し息が切れる、汗が出たりするような負荷をかけると、適度な有酸素運動となり、全身に酸素が行き渡る状態をつくりだすことができます。

また、有酸素運動を行う際は無理をし過ぎないようにしてください。

自律神経不調がある方は、症状柄、無理をしてやりすぎる傾向があるので、「運動してください」と伝えると、体が疲労しきるまでやってしまうケースが多々あります。自分が思っている以上に体が弱っていて、無理は禁物であるという意識を持ちましょう。

図
2-13

効果の高い有酸素運動は?

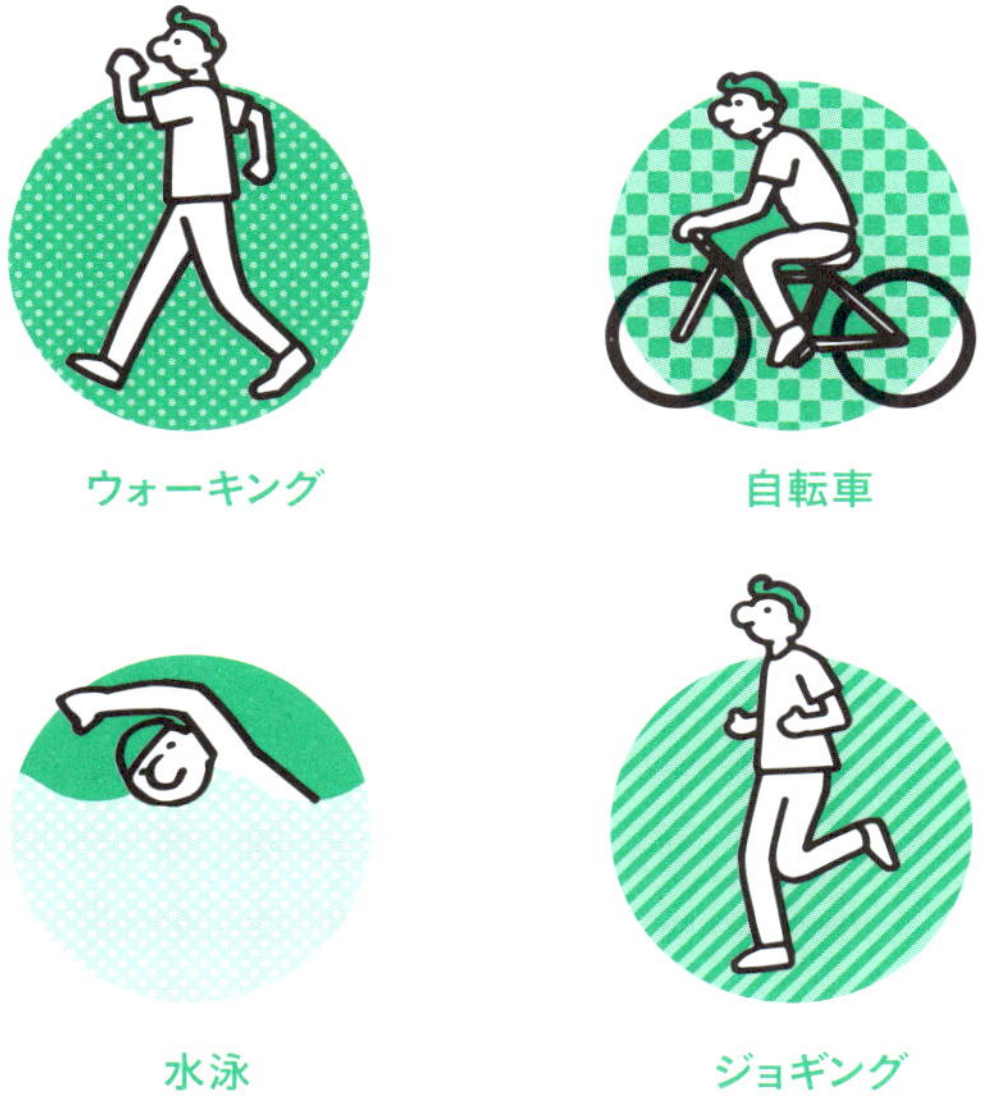

- □ 左右均等に身体を動かすもの
- □ リズム運動であるもの

→ **これらを満たすものが自律神経運動として望ましい**

無理をしすぎず、自分のペースで始めよう

自律神経を整える運動の習慣

まとめ

自律神経を整える運動として有効なのは、ストレッチです。一日中デスクに座って同じ姿勢をとり続けていると、筋肉が硬くなります。定期的にでも良いですし、少し体が硬くなったことに気がついた時でも良いので、オフィスで椅子に座ったままできるストレッチを行いましょう。

社会人は、なかなか運動する時間がとれないものです。そこで、通勤しながらの有酸素運動を行い、時間を有効に使って毎日の運動習慣を身につけましょう。翌日に疲労を持ち越さず、深い睡眠をとって体を回復させるために、寝る前にはストレッチを行い、体をリラックスさせましょう。

左右の筋肉を均等に使う動きをする有酸素運動として、ウォーキングやジョギング、自転車や水泳などを行うと、体が歪みづらく自律神経を整える効果が高くなります。積極的に取り入れていきましょう。

5つの習慣

3

自律神経を整える

食事の習慣

3

自律神経を整える食事の習慣

① 水を毎日2リットル飲む

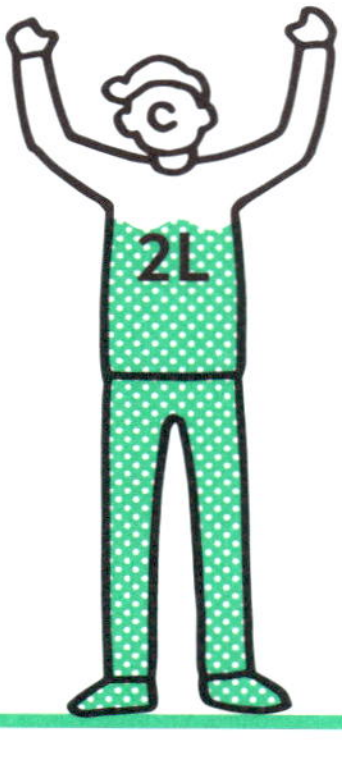

1日にどのくらいの水分を摂取していますか？

みなさんにこのような質問をすると、「たくさん飲んでいます。1リットルは飲んでいますよ」という答えが返ってくることが多いのですが、残念ながら1日の水分摂取量としては足りていません。1日に必要な水分摂取量の目安は最低1・5リットル。適正量は2リットルくらいといわれています。

当院では内臓調整の施術を行っているのですが、その経験からお話しすると、自律神経の不調を訴える方のうち、水分摂取が1日1・5リットルに達していないと、内臓全般が弱っている傾向があります。自律神経の乱れる仕組みからも（70ページ参照）、内臓が弱ると、自律神経は乱れていきます。

ところで「内臓の働きが悪い原因は水分にある」という考え方をご存じでしょうか？　代表的な水分を必要とする器官が胃です。食べたものが胃で消化され、その後いろいろな臓器の中を運ばれていきますが、その際に水分が必要となります。

内臓の働きが良い時とは、副交感神経が働いている時で、内臓の働きが良くない時は、交感神経が活発な時です。内臓と自律神経は相関関係にありますので、内臓が弱っていることによる自律神経の症状として、胃の痛みやむかつき、食欲不振、下痢と便秘、ガスが溜まりやすい、疲れがとれない、皮膚疾患、頻尿、冷え、火照り、むくみなどがあります。これは意外と知られていないことですが、不眠も内臓が弱っていることにより起きます。

水分不足を理由に弱っている臓器は、水分を1・5リットル摂取すれば、働きが回復していきます。そんなに飲めるか不安だと思う方は、1時間にコップ1杯分、200ミリリットルを飲むと考えてください。それを8時間で8杯飲めば、200ミリリットル×8杯で1・6リットルになります。意識的に補給をすれば、そこまで難しい量ではないのです。これらの症状に当てはまる人は、ぜひ、積極的に水分補給をしていきましょう。

図
2-14

水分が足りないと、
内臓の働きが悪くなる

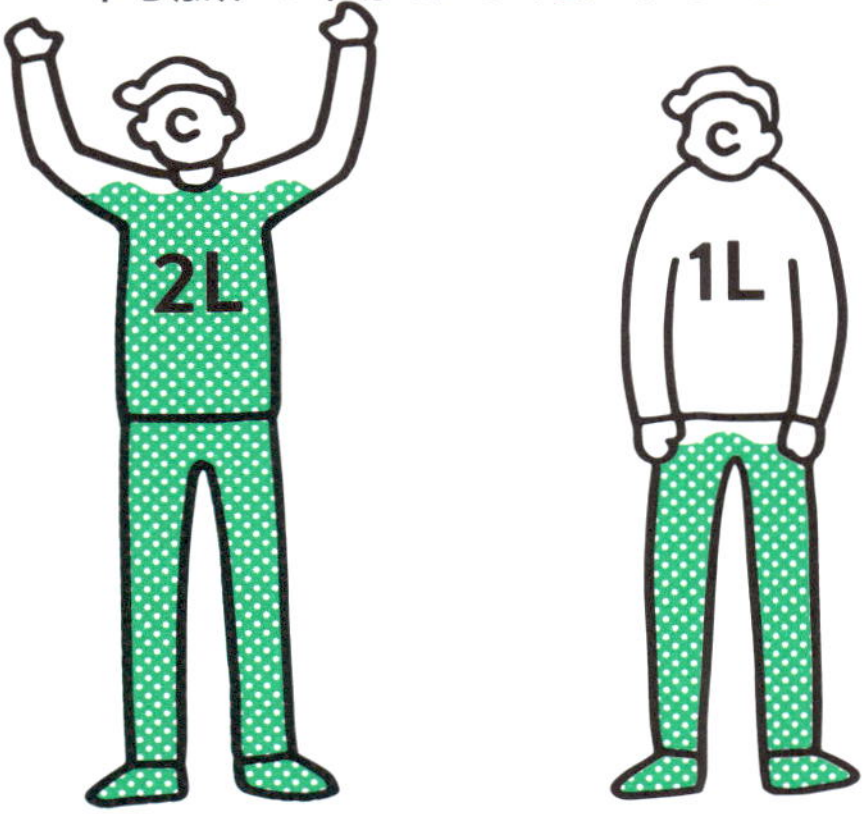

身体にとっての理想の水分量は

1.5リットル〜2リットル。

水分量が少ないと内臓が弱り、
自律神経が乱れる

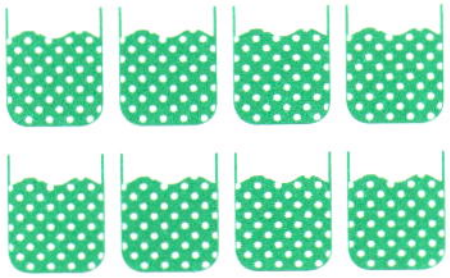

多く感じがちだが、
1日200mlを8杯と考えると、
そこまで多くはない

水は内臓を動かす
燃料と心得よう

3

自律神経を整える食事の習慣

②

塩分過多の生活を見なおす

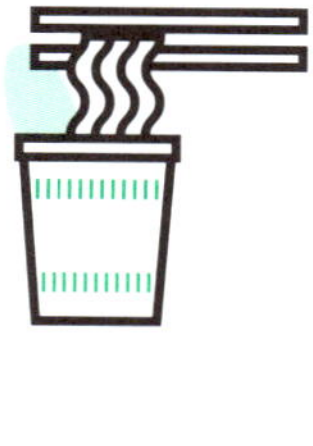

自律神経を失調している時は、塩分の摂取量を見直すべきです。塩分を摂りすぎていると、特に腎臓が弱り、胃も弱くなります。腎臓は、血液の濾過、血圧の調整、造血ホルモンの分泌の役割があります。血液や体液に関係している臓器のため、腎臓が弱ると、冷えや火照り、むくみなどの自律神経症状が出てくるのです。

とくに外食には塩分が多いので、気をつける必要があります。忙しい毎日を送るみなさんも、朝昼晩と外食を活用している方も多いでしょう。理想をいえば塩分量に気をつかった食事を自炊するのが一番ですが、忙しいみなさんには、外食を完全に断つことは不可能だと思います。なので、まずはラーメンやうどんなどの麺類を避けることから始めてみてはいかがでしょうか？

というのも、スープに塩分が多く含まれているため、塩分過多になりやすいのです。多量に塩分を摂取すると、腎臓が塩分を排出する作業が増え、腎臓に負担がかかってしまいます。

腎臓が弱ると血圧が高くなり、血液の流れが悪くなります。血液の流れが悪くなると腎臓の負担が増えます。また、多量の塩分は胃壁を傷つけることになり、体をさらに弱らせます。

内臓機能の低下は自律神経の活動を大きく乱します。ただでさえ現在弱っている状況ですから、手軽に食べられる麺類にはデメリットが多いのです。

麺類以外に、外食全般、カップラーメン、ポテトチップスなどのスナック菓子、冷凍食品やレトルト食品なども塩分が多い傾向があります。

味つけが濃い食事、長く保存することを前提にした加工品、醤油や味噌、ドレッシングなどの調味料にはとくに注意して、摂りすぎないようにしましょう。

図
2-15

塩分は腎臓を弱らせる

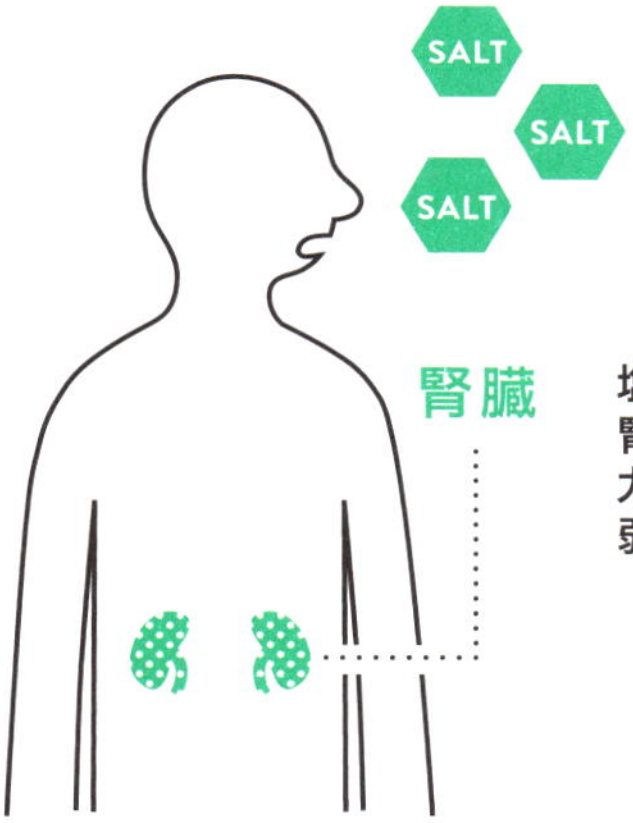

塩分を摂りすぎると
腎臓が塩分排出に
力を割きすぎてしまい、
弱ってしまう

塩分が多い食事は
NG

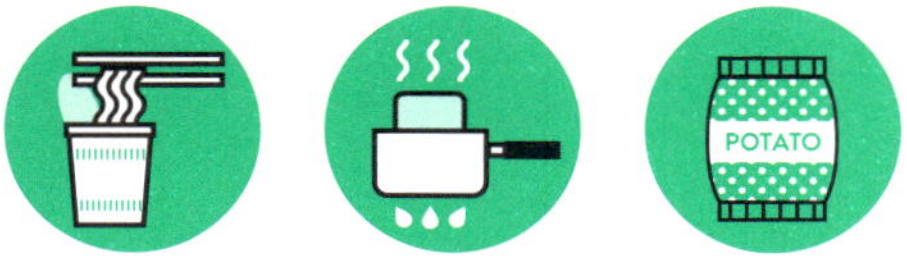

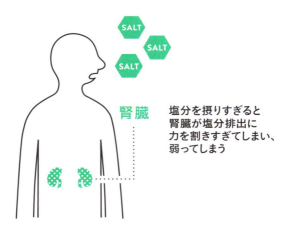

ラーメン　レトルト食品　ポテトチップス

外食の多い生活の人は
よりいっそう注意しよう

3

自律神経を整える食事の習慣

③

チョコレートや甘い物を避ける

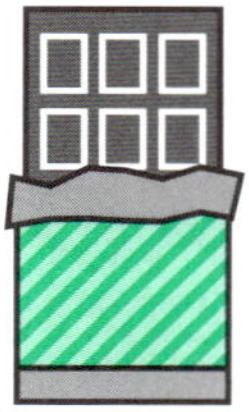

空腹時に、チョコレートや甘いものをいきなり食べていませんか？

意外と見落としがちですが、チョコレートにはカフェインや糖分、油脂が多分に含まれています。

私が会社員時代には、夕方になって疲労も少し溜まり小腹が空いてくると、チョコレートを食べたり、気づかいで周囲に配ったりしているという光景がよく見られました。


「疲れた時には甘いもの」という言葉をよく耳にしますが、疲れた時に突然甘いものを食べてしまうと、血糖値が急上昇します。血糖値が急上昇すると、下げるためにインスリンという物質がつくりだされます。インスリンが分泌されると血糖値が下がるようになっているのです。こうして人は血糖値をコントロールしています。インスリンをつくりだし分泌するためには、すい臓と肝臓が働きます。

すい臓は消化を司る臓器で、肝臓は疲労物質や毒素の分解を行う臓器です。これらの臓器が血糖値を下げるために頑張りすぎて弱れば、消化吸収が悪くなり、疲労がとれないということが起こります。すると他の臓器も弱りやすくなり、自律神経の乱れにつながるのです。仕事中のチョコレートや甘いお菓子をやめることが必要です。

自律神経にとって良い食べ物として、バナナやさつまいもが挙げられます。これらは血糖値が上がりにくいとされていますから、お奨めです。チョコレートなどの甘いお菓子よりもむしろお腹にたまりやすいですし、甘いものを摂取したという満足感も得られて良いでしょう。

図
2-16

血糖値が急激に上がる
チョコレートや甘いお菓子は要注意

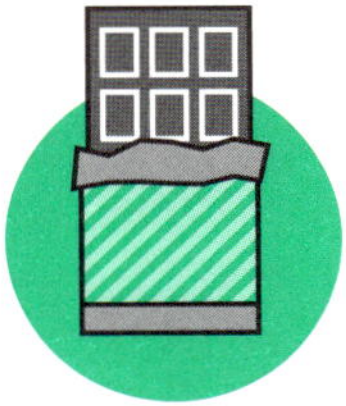

糖分や油脂がいっぱい！

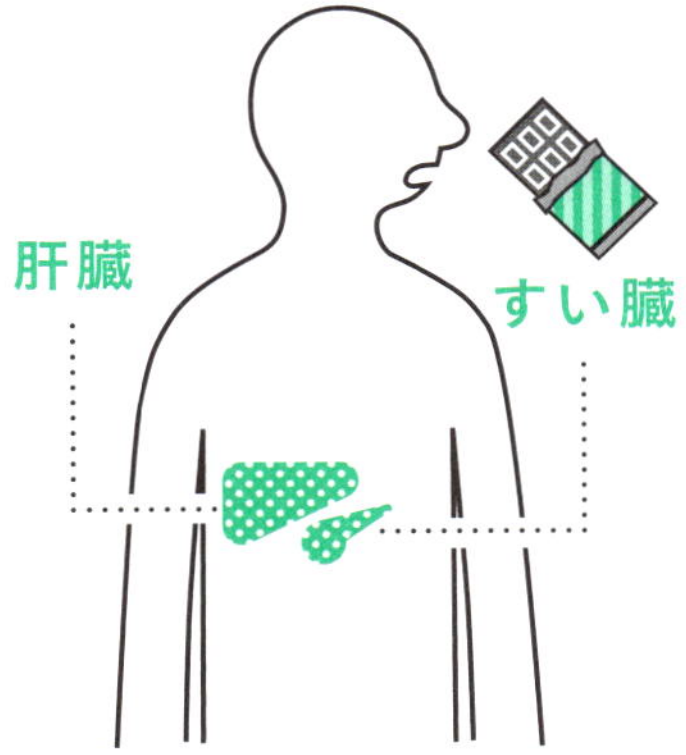
肝臓
すい臓
急に上がった血糖値を
下げようと肝臓、すい臓が
頑張りすぎて、弱ってしまう

仕事中にお腹が空いたら血糖値が上がりにくい食品をとろう

3

自律神経を整える食事の習慣

④ 低GI値の食品に切り替える

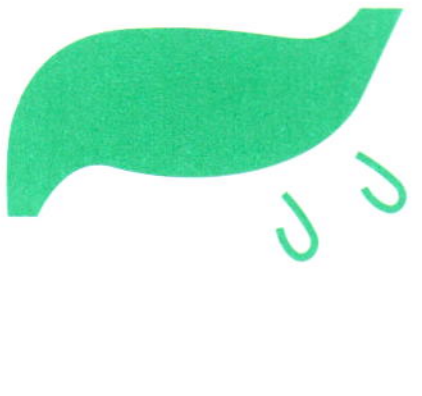

手軽で簡単だからといって、パンばかり食べていませんか？　白く精製された小麦から作ったパンは、いわゆるＧＩ値と呼ばれる数値が高い食品です。

ＧＩ値とは、グリセミックインデックス（Glycemic Index）の頭文字をとったもので、血糖値の上昇する度合いを表す数値です。このＧＩ値が高い食品は、血糖値を急上昇させ、内臓を弱らせてしまいます。

ＧＩ値が高い食品とは、糖質が高く、さらに糖分への分解が早い食品のことです。血糖値が急上昇するとインスリンという物質をつくり、分泌して血糖値を下げるのは前項で述べたとおりです。インスリンをつくり分泌する際にすい臓と肝臓が働きます。すい臓は消化を司る器官で、すい臓が弱ると胃も弱ります。肝臓は毒素や疲労物質を分解する役割があり、砂糖の分解に一生懸命になり疲れてしまったら、体の疲労もとれづらくなります。

どこかの臓器が弱ると他の臓器も補おうとするため、内臓全般が疲れてしまいます。内臓全般が弱ると自律神経も乱れやすくなるという相関関係があるため、内臓の働きを正常に保つことが重要となります。

食パンなどはGI値が高いため、同じパンでも、全粒粉のパンや、ライ麦パンなど、消化のしづらいGI値の低いパンを食べるほうが、自律神経という観点で見ると内臓への負担がかかりづらくなります。

GI値の低い食品としては、玄米、そば、春雨などがあります。このように主食を置き換えるだけでも自律神経には良い影響をもたらしますので、ぜひ試してください。

図
2-17

GI値
||
グリセミック・インデックスの略
（Glyssemic Index）

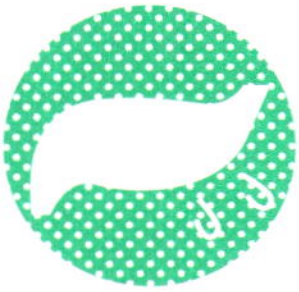

GI値が高い食品を摂ると、
血糖値を急上昇させてしまい、
内臓を弱らせる

低GI	高GI
● そば	● パン
● 春雨	● 白米
● 玄米	● 麺類
など	など

低GIの食品に切り替えよう！

主食のパンやご飯を低GIのものに置き換えてみよう

3

自律神経を整える食事の習慣

⑤

カフェインの摂取をやめる

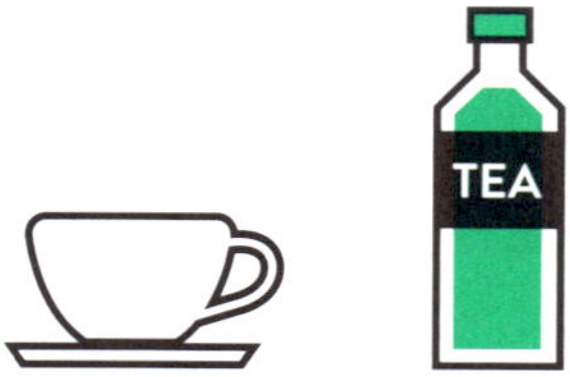

みなさんは毎朝、コーヒーや栄養ドリンクを飲んでいませんか？　頭をスッキリさせるためにこれらを習慣化している人も多いと思います。しかしビジネスパーソンが自律神経を乱す原因の一つが、実はこれらの飲み物に含まれているカフェインなのです。

カフェインには交感神経を優位に働かせる力があります。交感神経の働きによって覚醒効果が生じ、頭をスッキリさせるわけですが、交感神経が優位になることは同時に、自律神経の乱れにつながります。ですから、慢性的な疲れやだるさといった自律神経失調の症状が出ている方は、カフェインを含む飲み物を摂ることをやめましょう。

コーヒーや栄養ドリンクを飲むことで目を覚ましている方、体をスッキリさせている方は、カフェインの覚醒作用によって体を無理矢理動かしている状態なのです。

また、やめる時は完全にやめることが大切です。カフェインは常習性があるため、中途半端に飲んでいると、なかなかやめられません。

カフェインを含む飲み物は、コーヒー、栄養ドリンク、紅茶、緑茶、コーラ、ココアなどです。

最近ではカフェインレスのコーヒーなどもありますので、カフェインを含まない飲み物に変えていきましょう。

ビジネスパーソンの生活に深く根付いているカフェイン類を断つことはたいへん難しいことのように思えるかもしれません。しかし、日常生活の中で口にする飲み物にカフェインが入っているかどうかを少し考えるだけで体調はずいぶん変わっていきます。ぜひ、実践してみてください。

図
2-18

カフェイン、摂りすぎてませんか？

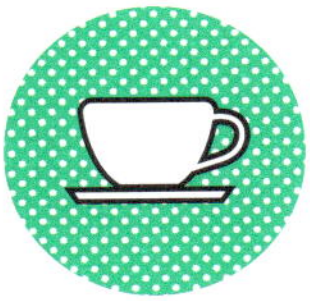

コーヒー

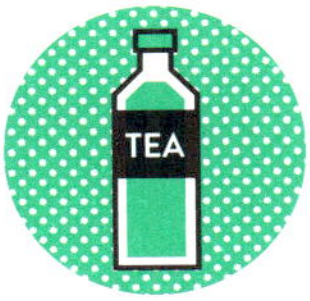

紅茶、緑茶など

普段、何気なく飲んでいるものに
カフェインが多く含まれている

覚醒効果をおさえるためにも、
交感神経を刺激しない
カフェインレスのものに切り替える

ノンカフェインコーヒー

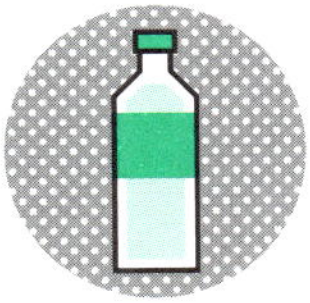

水

慢性的な不調を感じていたら、思いきってカフェインをやめてみよう

自律神経を整える食事の習慣

まとめ

内臓の働きを良くするために、毎日1.5〜2リットルの水を飲みましょう。塩分の摂りすぎは腎臓に負担をかけ、自律神経の乱れをまねきます。それを防ぐためにも、ラーメンやうどん、スナック菓子など塩分の多い食事を控えるようにしましょう。

疲れたからといってチョコレートや甘いものを摂ると、血糖値が上昇し、すい臓や肝臓に負担がかかります。GI値の低いバナナやさつまいもに置き換えてみましょう。

コーヒーや栄養ドリンクの覚醒効果に頼っていると、自律神経の乱れにつながります。慢性的な疲れを感じたら、カフェインの入っている飲み物をやめて、ノンカフェインに切り替えてみましょう。

5つの習慣 4

自律神経を整える睡眠の習慣

4

自律神経を整える睡眠の習慣

① 休息を「習慣」にする

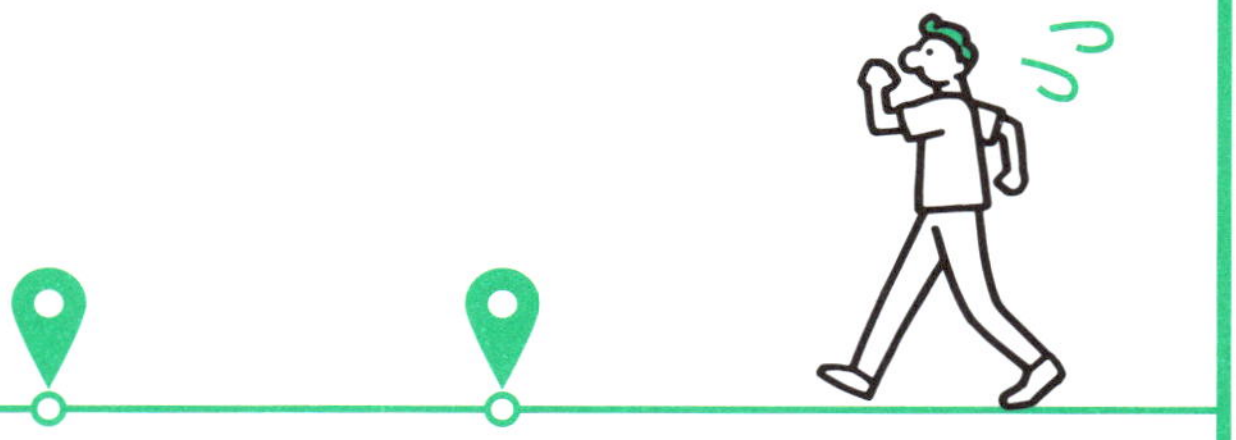

これまでは姿勢、運動、食事という、いわば活動している時の習慣について紹介してきました。

このセクションでは、活動していない時の習慣——すなわち休息の習慣について触れていきます。

活動している時の生活習慣の改善はともかく、休息のとり方の改善といわれてもピンとこない方も多いのではないでしょうか。

それもそのはず。休日に横になってテレビをだらだら眺めたり、仕事から帰ってそのままうたた寝したりすることはあっても、休息を意識的・計画的にとるということは、みなさんなかなかやらないからです。

今までの生活を少し変えるだけで、元気で健康な生活を取り戻すことができます。なぜなら、自律神経が乱れているのは結局のところ、自律神経を乱す生活習慣をしているために他ならないからです。

生活の考え方を変えるだけで自律神経が整ってくるということを、ぜひ知っていただきたいと思います。

ただ疲れたから眠る。逆に疲れていないから休まない、という休みのとり方は危険です。今、自分が考える休息を「習慣」として捉えなおし、意識的に取り組む決意をすることが大切です。

自律神経にとって良い生活習慣を身につければ、今後も体の不調を気にすることなく、元気に生活することができます。

図
2-19

「休息」の考え方を変えよう!

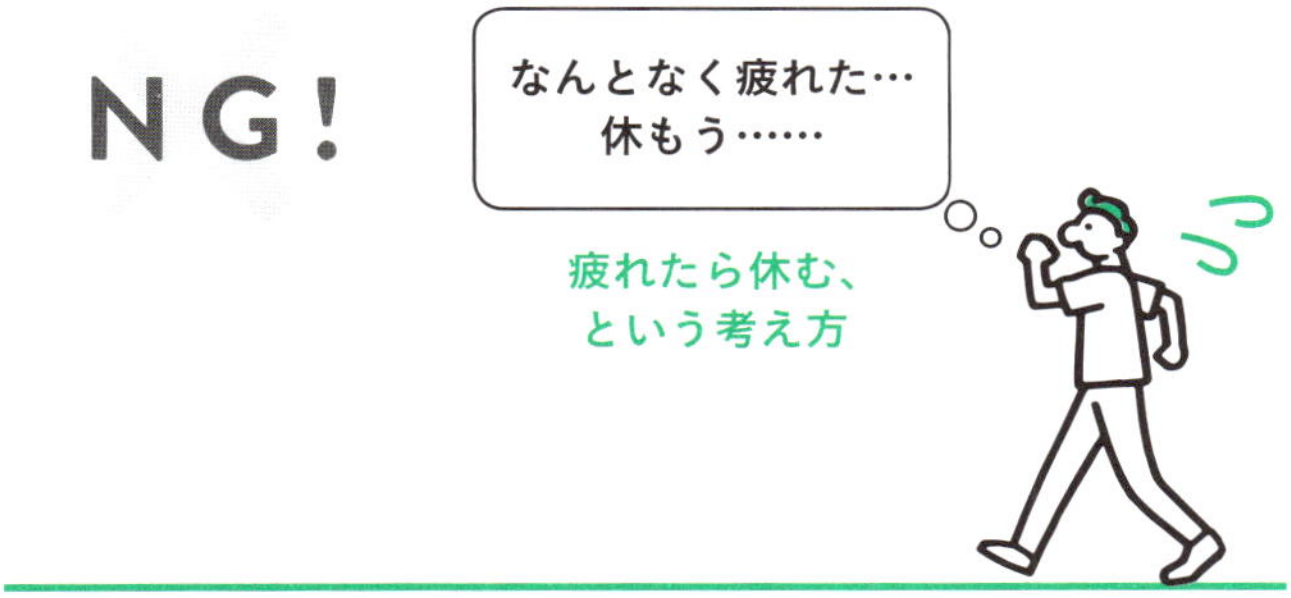

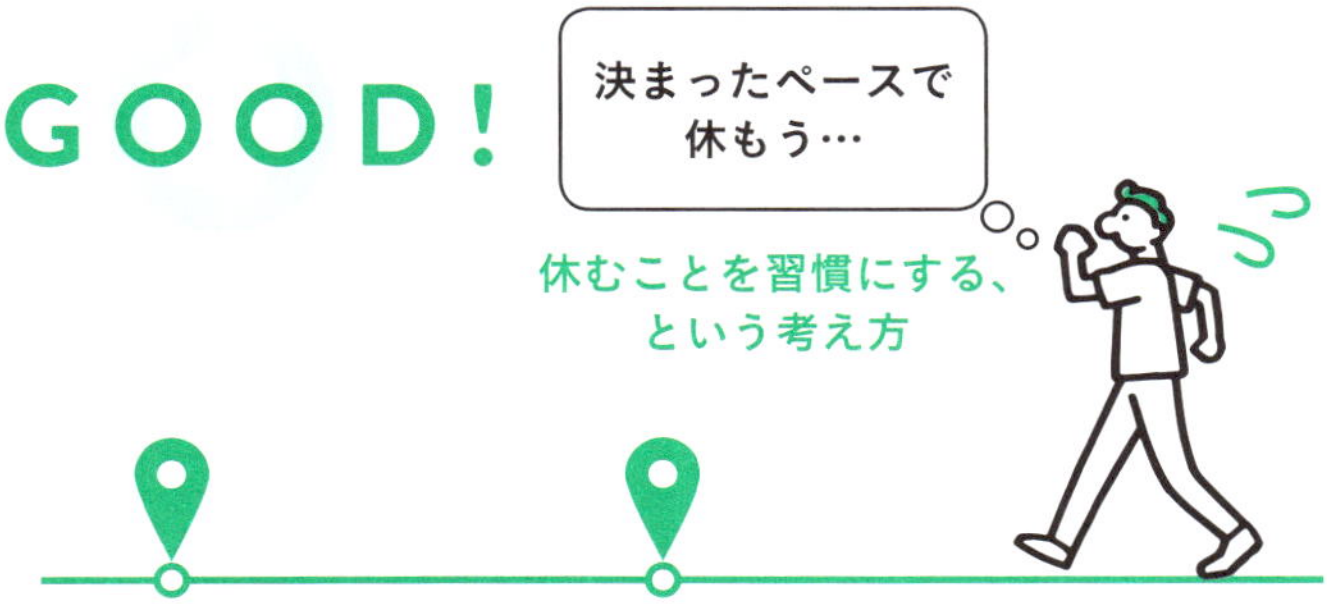
GOOD!
決まったペースで
休もう…
休むことを習慣にする、
という考え方

休息自体を意識的にすることで
生活改善を目指そう!

「休息」に取り組むのも、
立派なビジネススキル!

4

自律神経を整える睡眠の習慣

② 決まった時間に起き、太陽の光を浴びる

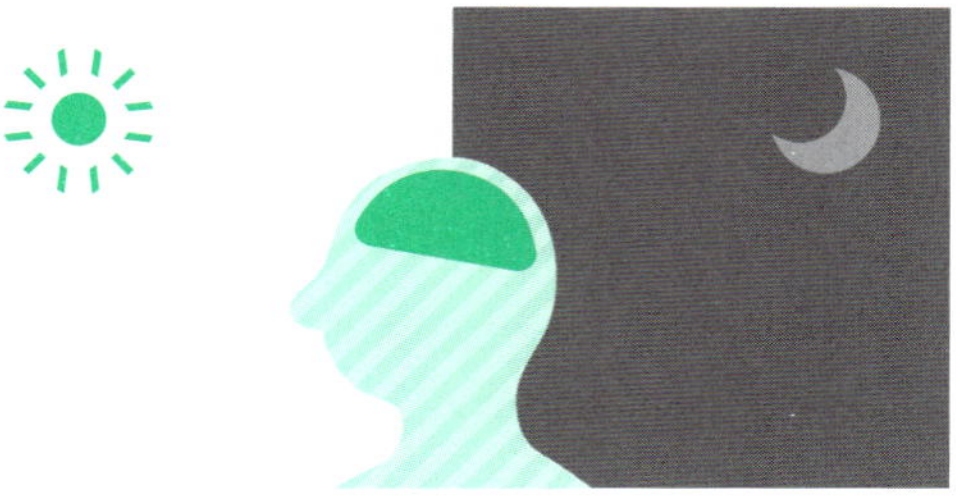

生活リズムを整えるためには、質の良い睡眠が欠かせません。自律神経を整えるには、良い睡眠をとって体を回復させることが大切です。そのためには体内時計（サーカディアンリズム）を調整しなければなりません。

質の良い睡眠をとるためには、睡眠を促進するホルモンであるメラトニンの分泌を活性化させる必要があります。メラトニンの分泌を活性化させるのは、「幸せホルモン」と呼ばれる、脳内の神経伝達物質のセロトニンです。メラトニンは、セロトニンが午後になると変化するホルモンともいわれていま す。そのため、メラトニンの分泌を活性化するためには、そもそもセロトニンがしっかり分泌されている必要があるのです。

セロトニンが十分に分泌されていれば副交感神経の働きが良くなり、幸福感を感じやすくなるといわれます。

ただしセロトニンは体内で貯蔵できないため、毎日体の中でつくらなくてはなりません。具体的には「トリプトファン」「ビタミンB6」「炭水化物」という3つの栄養素が不足しているとつくりだすことができないため、これらの栄養素を食べ物から摂取する必要があります。

トリプトファンは、牛乳、ヨーグルト、チーズなどの乳製品や大豆製品に含まれています。ビタミンB6が豊富なのは、さつまいも。また、イワシからはトリプトファンとビタミンB6の両方を摂取できます。炭水化物の代表選手は白米です。

これら3つの栄養素をすべて含んでいるのがバナナです。1日1本のバナナを食べるだけでセロトニンが分泌されます。

また、セロトニンには太陽の光を目に入れることで分泌量が増加する特性がありますから、太陽の光を浴びることも重要です。毎日決まった時間に寝て、決まった時間に起きれば、生活リズムが整います。

図
2-20

体内時計（サーカディアン・リズム）を整えよう

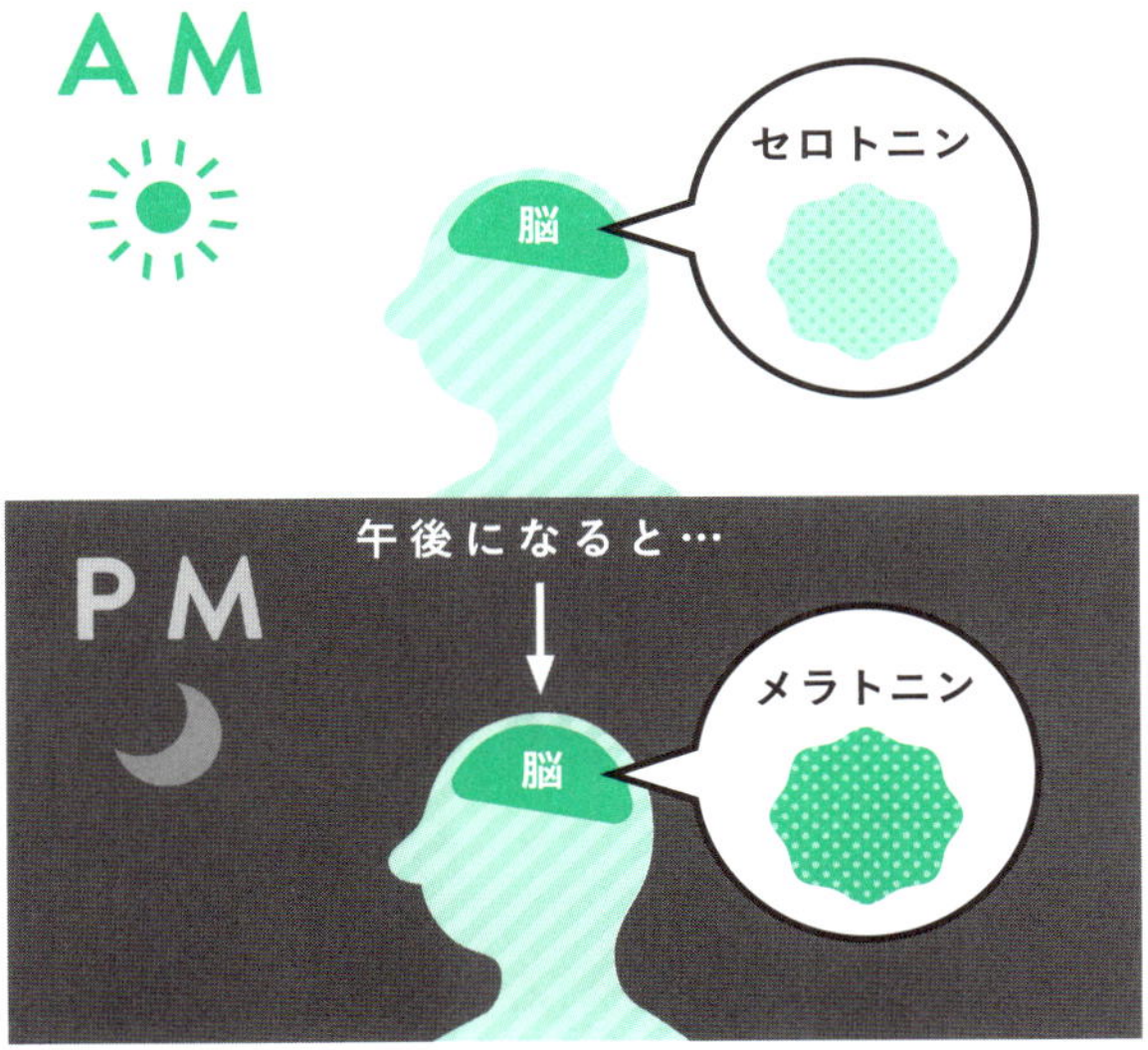

＼ 1日1本！ ／

セロトニンを生成する3つの栄養素を
すべて摂ることができるのはバナナ

体内時計が整うと、
自然に休みやすい体質になれる！

4

自律神経を整える睡眠の習慣

③

朝日を浴びながらウォーキングを行う

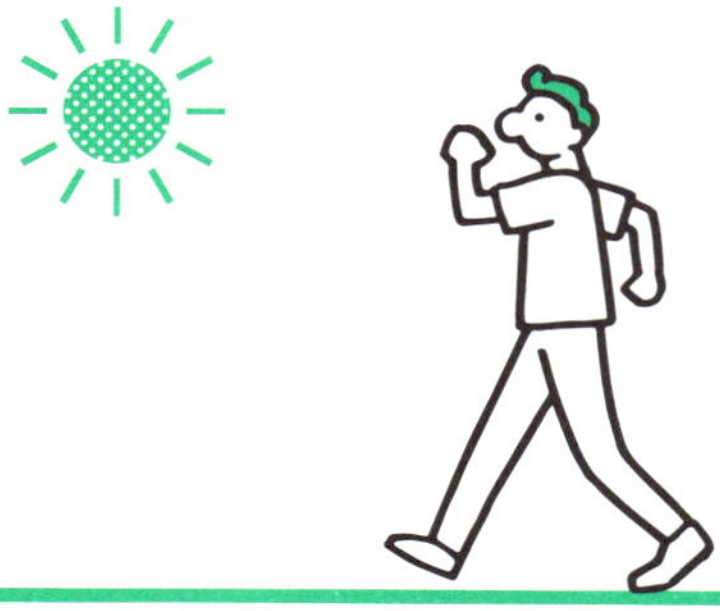

前項にて、太陽の光を意識的に浴びることが大切であるというお話をしましたが、これを効果的かつ難なく仕事に取り入れるためにお勧めの方法があります。それが、出勤時にウォーキングを行うという習慣です。

ウォーキングは一定のリズムで動く、リズム運動でもあります。

セロトニンには一定のリズムで筋肉の緊張と弛緩を繰り返すと生成されやすくなる特性があるので、**ウォーキングは、日光浴とリズム運動という両面からセロトニン生成に役立つ運動**だということができるでしょう。

以前、「通勤しながら運動」として、ウォーキングをお勧めしました。

つまり、朝の通勤時にウォーキングを行えば、有酸素運動と日光浴ができ、おまけにリズム運動でセロトニンを生成しやすくなる体をつくることができるという、自律神経に大変効果的な習慣となるのです。

セロトニンが分泌されると、午後以降にメラトニンに変化します。メラトニンをたくさんつくり、睡眠の質を良くしていきましょう。

また、朝の通勤時に日光浴を行うと、サーカディアンリズムをリセットすることができます。朝6時半から8時半くらいの朝日には、このリセットするための光の効果があるといわれていますから、毎日体内時計を一定に保つためには、朝日を浴びることが効果的といえます。

通勤時に日光浴とウォーキングを同時に行えば、手軽に上質な生活習慣を手に入れることができるのです。

図
2-21

朝の日光浴は一石三鳥!

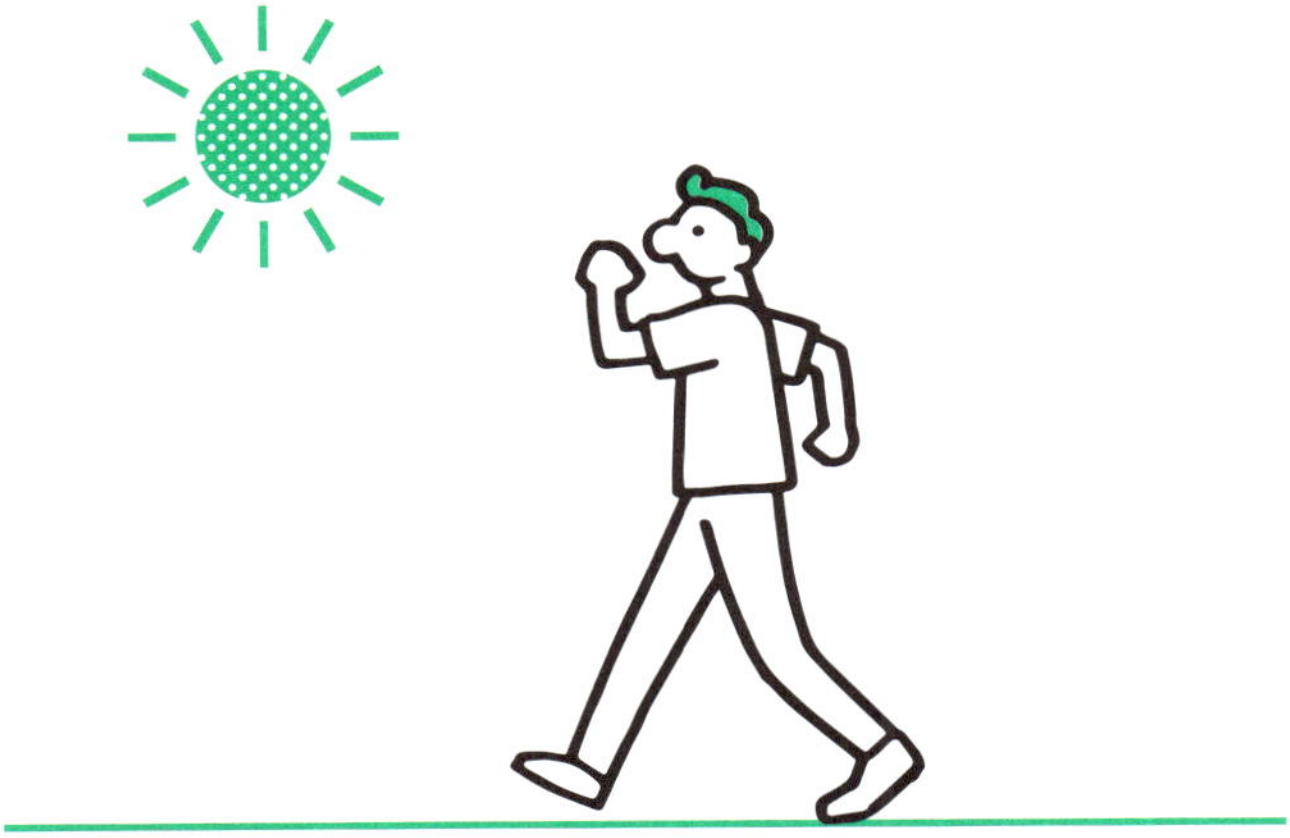

3 つのメリットとは?

- リズム運動
- セロトニンの分泌
- 日光浴

の3つが同時にできる!!

通勤時にひと駅歩く
習慣をつけてみよう

4

自律神経を整える睡眠の習慣

④

「寝る前の1時間」をつくる

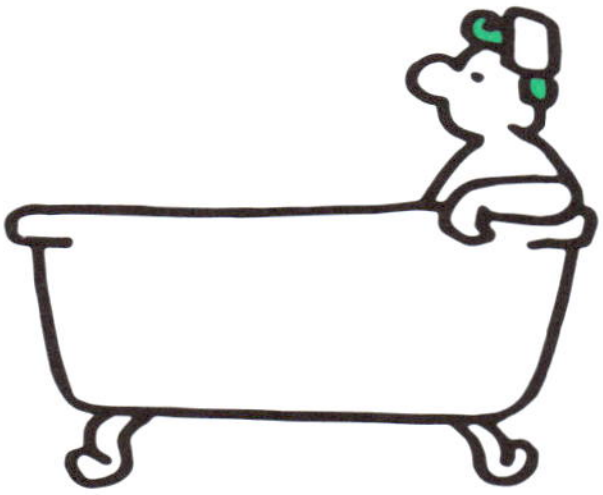

睡眠の質を上げるためには、どのようなことをすれば良いでしょうか？
まずは、寝る1時間前にお風呂から上がれるように入浴しましょう。そして、お風呂の時間はシャワーだけで済まさずに、しっかりと湯船に浸かって温まってください。

お風呂を出て体温が上がった状態から、1時間くらいの間に段々と体温が下がっていきます。実は、入眠するには、この「体温が下がっていく時」が、一番適しているのです。

また、その入浴後の1時間、眠るまでの間は、スマートフォンを使わないようにしましょう。

スマホ画面のバックライトは、LEDが使われています。このLEDからブルーライトという強い光が出ているのですが、この光は脳を刺激し、私たちを興奮させてしまいます。

布団に入ったら、深く大きな深呼吸を行うと同時に、おでこに手を当てましょう。深く大きな呼吸を3〜5分の間続けていると、脳は、「今リラックスする時だ」と勘違いを起こして、副交感神経のスイッチを入れてくれます。こうすることで、よりリラックスして睡眠をとることができます。

おでこに手を当てる理由は、人間は物事を考える時に前頭葉が働いていることから、おでこに手を当てると、前頭葉の血流が良くなり、前頭葉の働きが活性化して理性が働きやすくなり、リラックスできるからです。

図
2-22

眠る前の習慣改善が副交感神経のスイッチをオンにする

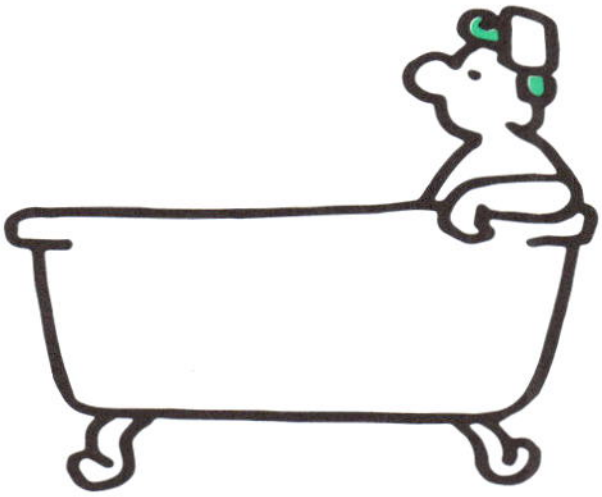

シャワーではなくしっかりと
湯船につかる

スマホやテレビ、パソコンなどは
交感神経を刺激するので、寝る前は控える

寝る前の「1時間」の質を高めよう

4

自律神経を整える睡眠の習慣

⑤

休みの日に寝だめをしない

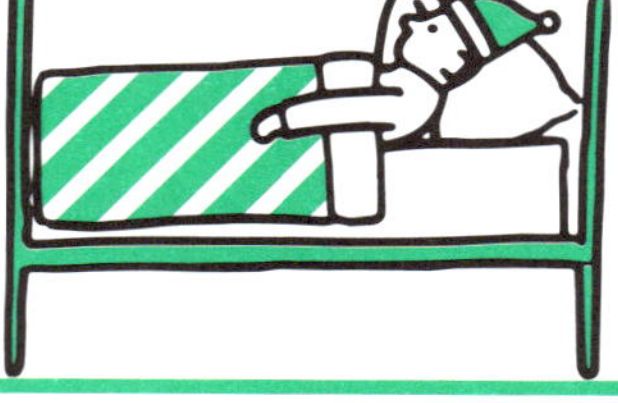

忙しい毎日を送るみなさんは、休みだからといって遅い時間に起きてしまっていたり、ついつい翌日休みだからと、夜遅くまで起きていたりしていませんか？

サーカディアンリズム（**体内時計**）を整えるためには、毎日同じ時間に起きることが重要となります。

「休みの日だから遅い時間まで寝ていたい」と思うかもしれませんが、寝すぎは禁物。平日にいつも起きている時間にプラスして1時間までなら、大きく体内時計は狂わないといわれていますが、それ以上は体内時計の悪化を招きます。また、休みの日に寝だめをしたとしても、それで疲れがとれるわけではありません。

意外と知られていないのが、毎日の睡眠時間の目安を7時間前後に揃えると、体内時計が乱れづらくなり、疲労が抜けやすくなるということです。

アメリカや日本で行われた睡眠調査によると、7時間程度の睡眠時間の方は、それ以外の時間の方と比較して、調査時から約10年前後の死亡率が低くなるという結果があります。

質のいい睡眠ができているかどうかは、入眠にかかる時間が短い、中途覚醒も早朝覚醒もない、朝起きた時に寝た感じがきちんとある、疲れも取れているなどで判断ができます。

質の良い睡眠は、副交感神経の働きが良い時ですから、体の回復力を上げてくれて、しっかりと疲れがとれているのです。自律神経を整えるためには、質の良い睡眠をとり、体の回復力を上げて、様々な症状に抵抗し、対応できるだけの自然治癒力を持っておく必要があります。

図
2-23

「休みの日に寝だめ」はNG!

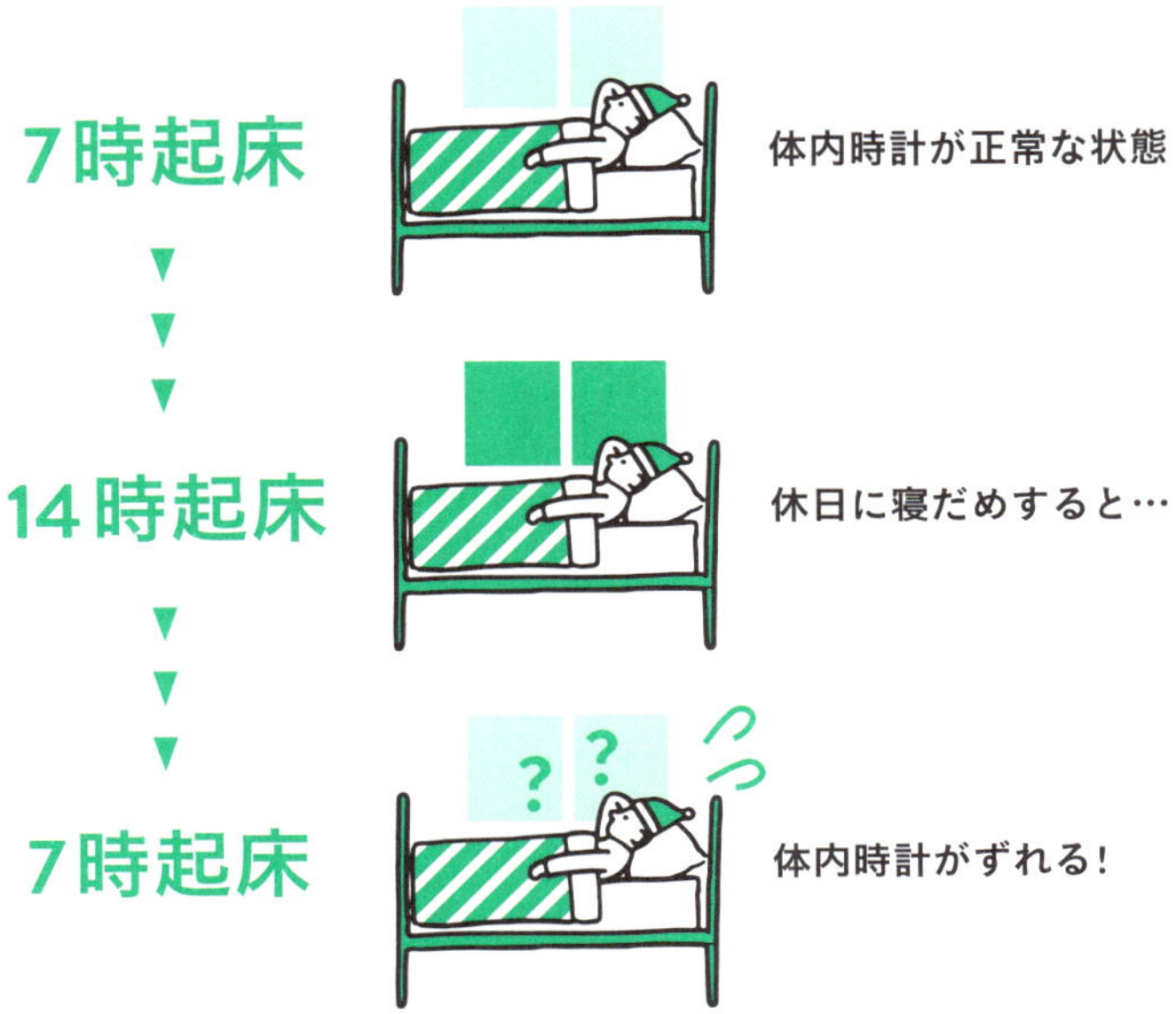

せっかく整えた体内時計も、
寝溜めをすると徐々にずれてしまう…

**自律神経を整えるため、
同じ時間に起きる習慣を身につけよう**

7時間の睡眠を目安に
生活を組み立てよう

まとめ

休息の捉え方を変えましょう。「疲れたら休む」ではなく、意識的に睡眠や休息の習慣を身につけると、自律神経が整いやすい体質に変化していきます。

トリプトファン、ビタミンB6、炭水化物を毎日摂取することで、セロトニンをつくり、メラトニンに変化させ、睡眠の質を向上させることができます。

朝日を浴びながらウォーキングを行うことで、セロトニンの分泌を活性化し、さらにサーカディアンリズムを整えていくことができます。また、サーカディアンリズムが乱れやすくなるため、休みの日の寝だめはせずに、毎日決まった時間に起きることを心がけてください。さらに、寝る前の1時間の行動パターンをリラックスする行動に変え、睡眠の質を向上させていきましょう。

5つの習慣

5

自律神経を整える考え方の習慣

ストレスを感じた時は、脳を意識的に切り替える

これまでは行動の習慣を改善すべく「体の習慣」を改善してきました。

ここからは自分の意識下にある、自律神経を乱す要因をなくしていくための考え方をお伝えしたいと思います。

自律神経失調の症状がある方の多くは、そもそもストレスを抱えていて、悩みが頭の中でグルグルと回っています。あなたも、ふと気がつくとストレ

スになっている仕事や人間関係などで頭がいっぱい——そんな経験はありませんか？

どうせなら、楽しいこと、好きなこと、リラックスできることを思い浮かべる癖をつけましょう。ストレスになることが頭に思い浮かんできたら「良くないことを思い浮かべているな」と思い、楽しいこと、好きなこと、リラックスできることを頭に思い浮かべてください。

普段からでも、楽しいことや好きなこと、リラックスできることを思い浮かべて良いのです。

こう言うと、みなさんはそんなにすぐに楽しいことなんて考えられないし、考えたって楽しくなんてならない、と思うかもしれませんが、このエクササイズは無理矢理考えても大丈夫です。

これにはしっかりとした理由があるのです。というのも、脳は見ているものを自分の実体験だと勘違いする性質があるからです。

自分の頭の中で、楽しい情景や、リラックスできることをなるべく鮮明に思い浮かべると、しだいに自分が今、実際にやっているのだと勘違いしてくれます。

楽しいこと、好きなこと、リラックスできることというのは、副交感神経を働かせてくれる状況なので、考え方を変えるだけで、体をリラックスする状況に切り替えることができるのです。

認知の歪みから考える、ストレスから抜け出す思考法

「認知の歪み」という言葉をご存じですか？

これは、ストレスを溜めやすい方が陥りがちな考え方のパターンを表して

いるもので、アメリカの精神科医D・D・バーンズ博士が提唱している新しい認知療法です。これをビジネスパーソンでストレスを溜めやすい方の考え方のパターンに当てはめると、2つに分けられます。

1つ目は、完璧主義の考え方で、100点を取らないと気が済まない、「〜しなければならない、といった思考」がその典型です。

2つ目は、ネガティブな考え方で、小さな失敗を大きなミスだと思う、これで全てが台無しだと考える、悪いことばかりに視点を向けてしまう、根拠もないのに未来はきっと悪くなると考えるなどがその典型です。

ビジネスの現場でこのような考え方をしていると、同じことが起きていても、他の人はストレスに感じていないのに、自分はストレスに感じてしまうということになりやすいのです。

すると、何をやってもストレスになって、いつも交感神経を活発に働かせてしまう状況をつくりだしてしまうのです。

では、実際にビジネスの現場に合わせた「脳の切り替え方」を見ていきましょう。

①完璧主義をやめてみる

物事を白か黒か、0か100かという視点でしか見ることができず、白黒つけなければ納得できないという思考パターンです。

ビジネスの現場の例では、任された仕事は何としてでも高い評価を取らないといけないと考え、「ミスをすることは許されない」と、過度に自分を追い込んでしまう、というものです。

また、上司があいまいや間違った指示をしてくると怒りが込み上げてきたり、好きか嫌いかだけで分けてしまう……なども当てはまります。

対処法としては、曖昧さを許容する気持ちを持つことです。

世の中のほとんどは、あいまいなことなので、許して受け容れるということができれば、このストレスの負担を大きく減らすことができます。

人の意見が変わったり、間違ったことをしたりしたとしても同じ人間なんだから当たり前と考えたり、無理して１００点取るよりも、無理をしないで90点取れれば良いという考え方に切り替えましょう。

②良くない出来事が起こり続けると考えない

一度良くない出来事があったら、いつも良くないことばかりだと思ってしまったり、たった1人に嫌われただけなのに、みんな私のことが嫌いなのだと思ってしまうような思考パターンがあります。

ビジネスの現場の例では、1週間のうちで6日間は、うまく仕事ができていたのに、1日でも失敗があると「いつも自分は失敗ばかりだ。出世することもできない」と思ってしまうなど、悪い状況を一般的なものだと考えてしまうような状態です。

対処法としては、全体を客観的に考えることです。

先ほどの失敗例でいえば、1週間を7日と考えて、7分の6はうまくいっている。失敗したのは7分の1だから、たった1日うまくいかなかっただけだと思うようにするのです。

1度起きた良くない出来事を、たまたま起きただけだ、いつもではない、と考えて冷静に見ることができれば、この思考パターンによるストレスを減らすことができます。

③悪いことだけを見ない

全体の中の1つの良くないことだけに目が向いて、良いことが見えなくなり、悪いことばかりが見えてしまうという状態に陥ることがあります。

たとえば仕事をしている時、長らく営業で良い成績をとっていたのに、1度だけ最下位の営業成績になったとします。この時、最下位になったことばかりが気になって、このままクビになるのではないかと思ってしまう、というような状況です。これは、最下位になったショックがあまりに大きく、仕事全体に対して不安感を抱いてしまっているのです。

対処法としては、良いことに目が向いていない状態なので、視点を悪いことから良いことに切り替える必要があります。

たった1度の最下位なんてどうでもよく、ずっと良い成績を残し続けていることのほうが凄いことなのです。

④ マイナスに捉えすぎない

マイナス化思考とは、プラスの経験を「マイナス化」してしまったり、良いことを悪いことにすり替えてしまったりする考え方のことです。

せっかく成功したことを、「どうせ、まぐれだ」と考えがちなあなたは要注意。うまくいったことを、偶然だとか、たまたまだというふうに捉えていると、成功したことを素直に喜べなくなり、良かったとか嬉しいとか思うことがなくなってしまいます。つまり、成功体験そのものを感じられなくなってしまうのです。

そうすると、何をやってもうまくいかないとか、うまくいっていることもうまくいっていないと勘違いしてしまうことが起きるのです。このようにマイナス化して捉えていたら、何をやっても楽しくなく、やる気も起きなくなってしまいます。

仕事でうまくいった、成功したということがあれば、成功を成功として素直に捉えることが必要です。また、まぐれではなく、努力の結果なのだと、客観的に捉えることが必要となります。出来たことは、素直に喜ぶようにする習慣をつけていきましょう。

⑤ 根拠のない結論を出さない

根拠もないのに、悪い結論を勝手に予測する考え方をやめましょう。

一つ目は、人に対しての考え方で、「心の読みすぎ」というものがあります。本当のことは本人から聞かなければわからないのに、他人の行動を勝手に決めつけてしまう……という思考パターンです。

他人が黙っているのを見て、怒っているのだろうと決めつけたり、そっけない態度をされたら嫌われていると思い込んだりなど、他人の顔色を気にしすぎてしまう方が、このタイプに当てはまります。

二つ目は、物事に対しての考え方で、「先読みの誤り」というものがあります。結論を悪く決めつけてしまう思考パターンです。

「私はこのまま出世することができない」「私は一生、平社員のままだ」など、と、先を悪いほうに読んで考えています。

二つのケースとも、根拠のない結論を出さないことが必要です。根拠がないのなら、良い結論を出すことも自由です。勝手に悪い結論に決め付けて悩み苦しむよりも、良い結論に決めつけて明るく希望を持って行動しよう、と考えてみましょう。

⑥ 拡大解釈や過小評価をしない

失敗や悪いことを大きく考え、成功や良いことを小さく考えるという思考パターンがあります。

こういった思考に陥ると、小さなミスが大失敗に感じられ、社会人として最低だ、この会社を辞めたほうが良いと、自分で勝手にことを大きくしてしまいます。

小さなミスは、小さなミスであり、台無しではないと考えましょう。

失敗は成功の基という言葉があるとおり、小さなミスは、大きな成功の基かもしれません。ミスは行動した結果です。どんどんチャレンジして、ミスをたくさんしたほうが、後でいろいろなことに気配りができ、大成功することができるかもしれません。

私もうつ病を克服した方法を基にこの整体院を開業し、みなさんのお役に立つことができています。成功は成功。失敗は失敗。良いことは良いこと。悪いことは悪いこと、という客観的な視点を持つことが必要です。

⑦ 感情的に物事を決めつけない

自分の感情が現実であると思い込んでしまうという思考パターンがあります。

自分が不安を感じている↓だから失敗する。

自分の気分が落ち込んでいる↓だからこのままやらないほうが良い。


など、自分の感情によって世の中の正しさを決めたりしていませんか？

時間があまりとれなかったために不安に陥り、仕事はすべて失敗だと考えてしまったりなど、心当たりのある方も多いのではないでしょうか。


やみくもに時間を費やしたからといって、必ずうまくいくとは限りません。少なくても正確に準備ができた方がうまくいくこともありますし、それ以外の堂々とした受け答えなどによる要因でうまくいくことだってあります。

気分や感情は、一過性のことが多く、いつまでも続くわけではないですし、次の瞬間には楽しくなるかもしれません。

この状況の対策としては、気分を良くしたり、良いことを探したりすることが一番です。

帰りに美味しいものを食べて帰ろうとか、次の休みに旅行に行くことを思い浮かべるなど、とにかく楽しいことを頭に思い浮かべるようにしましょう。

⑧「すべき」思考をやめる

「～すべき」「～すべきでない」「～しなければならない」と、つい考えていませんか？

期限があるものではないのに、いつまでにやらなければならないと思い込み、結果的に自分自身を追い込んで、プレッシャーを感じた経験はありませんか？

この思考パターンの厄介なところは、自分だけでなく、他人に対しても同様に当たってしまうことにあります。

たとえば他人を見て、もっと頑張るべきだとか、自分より早く帰るべきではないと考えてしまったことはありませんか？

人はそれぞれ持っている常識が違います。もしかしたら相手から見ると、自分のほうが間違っているのかもしれません。

こんな状況には**「上下に目線をずらす」**という考え方が有効です。

まずは、「上」の目線。

たとえば自分が「すべきだ」と考えていることに対して的外れなことを言ってきたら、悪い言い方ですが、少し斜に構えて上から目線になってみましょう。小さな子供に接するように、まともにぶつからず、よしよし可哀そうな人だと上から目線で見れば、他人を許せる余裕が生まれます。

また、逆に相手の言うことは絶対だ、どんなことでも「はい」と言おうと、「下」から目線でいるのも有効です。どちらもアプローチは違いますが、自分の「すべき」という思考パターンから無理やり離れることができます。

⑨ レッテル貼りをやめる

うまくいかなかった時や、失敗をしてしまった時に、ネガティブなレッテルを貼ってしまうことはありませんか？

うまくいかなくても、次はうまくいくこともある。努力をすれば状況はは変わると考え、決めつけをできる限り排除していきましょう。

⑩ 何もかもを自分に関連づけない

悪いことが起こった時に、自分に責任がない場合でも、自分のせいにしてしまう思考パターンがあります。

他の人が仕事で失敗しているのを見て、自分が助けてあげられなかったから失敗してしまったんだというように、他人の失敗を自分のせいにしてしまうことがありますが、他人がやってしまったことに責任を感じすぎてはいけません。

他人に１００％の影響を与えることはできないのですから、助けなかったから失敗をしたと決めつけてしまうの飛躍した論理なのです。

自律神経を整える考え方の習慣

まとめ

行動の習慣を改善すべく、「体」を改善してきましたが、自分の意識下にある、自律神経を乱す要因をなくしていくためには考え方を変えることが不可欠です。

ふと気がつくとストレスになっている仕事や人間関係などばかりが頭の中に浮かんでくるという経験はありませんか？　これはストレスになることを頭に思い浮かべてしまう癖がついてしまっているせいなのです。

完璧主義の考えをやめましょう。100点を取らないと気が済まない、という考え方は失敗を許せなくなり、余計なストレスをためてしがいがちです。また、自律神経を失調している人は、ネガティブに考えすぎて、小さな失敗が大きな失敗に見える……という傾向があります。考え方を切り替えることで生活はずいぶんと楽になります。ぜひ積極的に意識していきましょう。

Schedule Plan

自律神経が整う習慣を取り入れた 1日のスケジュールプラン

これまでお伝えした自律神経を整える5つの習慣も、実践をしなくては意味がありません。とはいえ忙しいビジネスパーソンがいきなり実践するのはとてもむずかしいことに感じられてしまうかもしれません。ここでは具体的な、自律神経が整うスケジュールプランの一例を挙げてみました。自分なりにアレンジしながら組み合わせて、健康な日々を手に入れましょう。

うつ病の症状が軽い時

6:00～8:00	朝の起床時間は、8:00までに起きるようにする
8:00～8:30	**朝日を浴びながら散歩** 8:30までの朝日を浴びる
8:30～9:00	**朝食**
9:00～10:00	**休憩**
10:00～11:00	**ストレッチ** 60分程度
11:00～12:00	**休憩**
12:00～13:00	**昼食**
13:00～15:00	**休憩など**
15:00～15:30	**ストレッチ**
15:30～16:30	**ウォーキングorジョギング**
16:30～17:00	**ストレッチ**
17:00～18:00	**入浴** リラックスタイムにしても良い シャワーだけでなく湯船に浸かることが大事
18:00～19:00	**夕食**
19:00～22:00	**リラックスタイム** 入浴の時間にしても良い 寝る1時間前に入浴を終えると深い睡眠につながりやすい
22:00～23:30	**就寝**

\ Plan / 1 うつ病（メランコリー型）を改善する生活パターン例

うつ病の症状が重い時

8:00～9:00	**朝食** 食べられたら食べる
8:00～12:00	午前中の調子が悪い時間は、 疲労が蓄積している場合には、とにかく寝る （もし起きることができるなら、ストレッチや散歩などを行う）
12:00～13:00	**昼食** 食べられたら食べる
13:00～14:00	**休憩**
14:00～15:00	**ストレッチ** できる範囲で
15:00～16:00	**散歩**
16:00～18:00	**夕食**
18:00～20:00	**リラックスタイム**
20:00～21:00	**入浴**
21:00～22:00	**リラックスタイム**
22:00～23:00	**就寝**

＊重い症状から抜けてきたら、症状の軽い時の生活パターンに変える

13:00～15:00	**就業中** 1時間に1回オフィスでできるストレッチを行う
15:00～15:10	**休憩** 本来、労働基準法上、PC作業がメインの仕事では、 1時間に1回休憩を設けることになっている
15:10～18:00	**就業中** 1時間に1回オフィスでできるストレッチを行う
18:00	**会社出発、駅まで歩く** 速めのスピード
18:10	**駅到着、電車に乗る** 座っている時：首が垂れた状態で寝ない、足を組まない 立っている時：片足立ちしない、肩掛かばんはやめる、 かばんを持ち替える
19:00	**駅到着、自宅まで歩く** 速めのスピードを心がける
19:20	**自宅到着**
19:30	**夕食** 例 雑穀を混ぜたご飯、味噌汁、豚肉の生姜焼き、 麻婆豆腐、キムチ、サラダなど ミートソーススパゲティ、野菜スープ、サラダなど 飲酒については、就寝までに最低2時間は空けるように
20:30～21:00	**リラックスタイム**
21:00～22:00	**入浴**
22:00～23:00	**リラックスタイム**
23:00～23:30	**就寝**

Plan 2 ビジネスパーソンのための自律神経の乱れを改善する生活パターン例

6:30	**起床**
7:00	**朝食** 例 雑穀を混ぜたご飯、味噌汁、焼き魚、サラダ、納豆など メープルシロップがけ無糖ヨーグルト、サラダ、バナナなど ライ麦パンや全粒粉パン、サラダ、野菜スープ、牛乳など コーヒーや栄養ドリンクなどのカフェインを含む飲料は飲まない
7:30	**自宅を出発、駅まで歩く** 速めのスピードを心がける
7:50	**駅到着、電車に乗る** 座っている時：首が垂れた状態で寝ない、足を組まない 立っている時：片足立ちしない、肩掛けかばんはやめる、かばんを持ち替える
8:40	**駅到着、会社まで歩く** 速めのスピードを心がける
8:50	**会社到着**
9:00～12:00	**就業中** 1時間に1回オフィスでできるストレッチを行う
12:00～13:00	**昼食と休憩** 例 なるべく和食中心の食事（外食・弁当ともに） 単品ではなく定食を選ぶようにする （特に外食の場合は、GI値の高い食品をとらないようにする） うどんより蕎麦、どうしてもパンの時はサラダを一緒に食べるなど気を付ける

おわりに

全国で初めて、自律神経専門整体と名乗り、たくさんの方々の自律神経症状克服のお手伝いをしてきました。

なぜこの仕事をすることになったかというと、私自身がサラリーマン時代にうつ病で休職した経験があり、たくさんの方に迷惑をかけてしまったからです。会社はもとより、家族にまで心配や迷惑をかけてしまいました。

自分なんか生きていなくて良い、全てがうまくいかない、死んでしまいたい。そんな思いが毎日頭の中をグルグルと回っていました。

今でもその時のイメージを思い起こすことは、簡単にできます。それほどまでに、嫌なイメージが頭に残ってしまいました。

頭の中に霧がかかったようなモヤモヤが常にあり、何かを決断しようとしても、とても時間がかかり、なかなかできない。世界がモノクロ画像のように白黒に見え、今まで好きだったものも、まるで楽しくない。人に会うのが怖い。そんな日々を送りました。

とにかく、うつ病から抜け出したい、元気になりたい、その一心で自力で克服しました。この本にも書いているように、生活習慣を変えることにより、克服することができましたが、全てが手探りで、道のない草むらをかき分けて進むような、どこに行ったら良いかわからない、トンネルの出口が見えない、とても不安な日々でした。

私のように苦しんでいる方に、少しでも道案内をしたい、私のような苦しみを味わって欲しくない、少しでもお役に立つことができるならという思いで、「自律神経専門整体　元気になる整体院」を開院しました。体を良くすることが、心も元気にすると信じて、整体というアプローチを行っています。

みなさん一人一人、代わりになる方はいません。家族にとっての、お父さん、お母さん。会社にとっての社員など。みな自分の役割を全うするべく、一生懸命頑張っています。

そんなあなたが、体調不良により動けなくなったら、周りの方もそうですし、何より、あなた自身が一番困ってしまいます。

自律神経の乱れによる症状が出ているのなら、まだ軽いうちの、動けなくなる前に改善することが望ましいと思います。


生活習慣を変えることは、簡単ではないかもしれません。でも、あなたの愛する家族のため、自分自身を守るためと思えば、頑張れませんか？

自分を守ることができるのは、あなた自身しかいないのです。


この本を通じて、元気になっていただき、楽しく幸せな人生を歩んでください。

人は誰しも、楽しく幸せに生きる権利を持っています。

症状に苦しんで、毎日辛いという状況を一刻も早く抜け出せるよう応援しています。

克服することが大変で辛いと感じたら、他にも頑張っている人がいることを思い出してください。

誰にもわかってもらえず辛いことも、私は理解しています。

理解している人間がいることも、思い出してください。私は、うつ病に対し孤独に闘いましたが、あなたは孤独ではありません。この本があなたの一助になりますよう、心から願っております。

また、当院で元気になられたみなさまの喜んでいただいている笑顔が、いつも私の励みになっております。みなさまに支えていただき、大変感謝しています。整体院も本書も、家族や友人、ご担当者様など、いろいろな方にご協力をいただき、つくりあげることができました。この場を借りて感謝を申し上げます。

これからも私自身の更なる向上を目指して、日々邁進してまいります。

最後に本書を手に取り、お買い上げいただきまして、誠にありがとうございます。みなさま一人一人が元気になられ、自律神経失調症という症状が、社会からなくなることを、本気で願っております。

忙しい
ビジネスパーソンの
ための
自律神経整え方BOOK

for Busy Business People
How to Regulate
the Autonomic Nerves

発行日 2018年 7月15日 第1刷
2018年 11月20日 第7刷

Author 原田賢

Book Designer 新井大輔 中島里夏（装幀新井）

Publication 株式会社ディスカヴァー・トゥエンティワン
〒102-0093 東京都千代田区平河町2-16-1
平河町森タワー11F
TEL 03-3237-8321（代表）
FAX 03-3237-8323
http://www.d21.co.jp

Publisher 干場弓子

Editor 千葉正幸 塔下太朗

Marketing Group
Staff
小田孝文 井筒浩 千葉潤子 飯田智樹
佐藤昌幸 谷口奈緒美 古矢薫 蛯原昇
安永智洋 鍋田匠伴 榊原僚 佐竹祐哉
廣内悠理 梅本翔太 田中姫菜 橋本莉奈
川島理 庄司知世 谷中卓 小木曽礼丈
越野志絵良 佐々木玲奈 高橋雛乃

Productive Group
Staff
藤田浩芳 原典宏 林秀樹 三谷祐一
大山聡子 大竹朝子 堀部直人 林拓馬
松石悠 木下智尋 渡辺基志

E-Business Group
Staff
松原史与志 中澤泰宏 西川なつか
伊東佑真 牧野類 倉田華

Global & Public Relations Group
Staff
郭迪 田中亜紀 杉田彰子 奥田千晶
李瑋玲 連苑如

Operations & Accounting Group
Staff
山中麻吏 小関勝則 小田木もも
池田望 福永友紀

Assistant Staff
俵敬子 町田加奈子 丸山香織 小林里美
井澤徳子 藤井多穂子 藤井かおり
葛目美枝子 伊藤香 常徳すみ 鈴木洋子
石橋佐知子 伊藤由美 畑野衣見 井上竜之介
斎藤悠人 平井聡一郎 曽我部立樹

Proofreader 株式会社鷗来堂

DTP アーティザンカンパニー株式会社

Printing 大日本印刷株式会社

ISBN 978-4-7993-2312-0